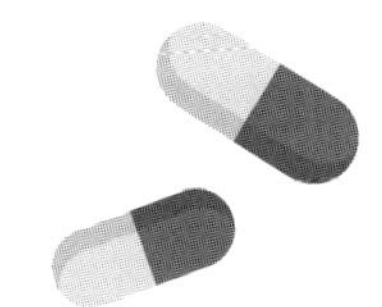

薬学生のための ワークブック

チーム医療で薬剤師に必要な
多職種とのコミュニケーションがわかる!

編著 野田幸裕
名城大学薬学部
臨床薬学教育・研究推進センター

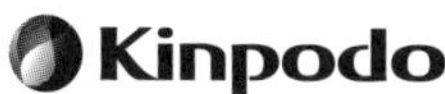

執筆者一覧

編著

野田 幸裕　名城大学薬学部 臨床薬学教育・研究推進センター 病態解析学Ⅰ 教授

執筆（掲載順）

半谷 眞七子　名城大学薬学部 病院薬学研究室 准教授

吉見 陽　名城大学薬学部 臨床薬学教育・研究推進センター 病態解析学Ⅰ 准教授

守屋 友加　名城大学薬学部 臨床薬学教育・研究推進センター 実践薬学Ⅰ 助教

亀井 浩行　名城大学薬学部 病院薬学研究室 教授

末松 三奈　名古屋大学大学院医学系研究科 地域医療教育学講座 特任講師

長谷川 奈々子　The Elaine Marieb College of Nursing, University of Massachusetts Amherst Visiting Scholar

稲垣 孝行　名城大学薬学部 臨床薬学教育・研究推進センター 実践薬学Ⅰ 准教授

築山 郁人　名城大学薬学部 臨床薬学教育・研究推進センター 病態解析学Ⅱ 教授

黒野 俊介　名城大学薬学部 臨床薬学教育・研究推進センター 実践薬学Ⅰ 教授

長谷川 洋一　名城大学薬学部 臨床薬学教育・研究推進センター 実践薬学Ⅰ 教授

伊東 亜紀雄　名城大学薬学部 臨床薬学教育・研究推進センター 実践薬学Ⅰ 准教授

序文

近年、医療の高度化･複雑化に伴い、薬剤師業務は対物から対人へとシフトし、タスク･シフト / シェアの推進、チーム医療の重要性が唱えられています。医学・看護学教育においては、既にコミュニケーションや多職種連携の教育に力を入れていますが、薬学教育においては、卒前から医学・看護学生などと共に多職種連携教育を実践している例はまだ少ないです。特に、他の医療系学部を有していない薬系大学における多職種連携教育の実践は重要な課題です。名城大学薬学部では、名古屋大学医学部、藤田医科大学や愛知医科大学との教育･研究連携を活かして 2011 年に「なごや IPE ネットワーク」を構築し、コミュニケーションや多職種連携の教育を実践しています。これまでに、コミュニケーションや多職種連携の教育に関する医療者向けの書物は散見されますが、薬学生向けの教科書はありませんでした。そこで､「なごや IPE ネットワーク」で取り組んでいますコミュニケーションや多職種連携の授業等をベースに薬学生向けの患者対応、多職種連携、地域医療の教科書の作成に関係者と取組みました。その結果、薬学生には実務実習前に薬剤師に求められるコミュニケーションや多職種連携の理解が促進されるように実践的な内容を取入れた構成としました。

本教科書では、導入講義やグループワークを踏まえて、第 1 章では多職種連携教育を実践するための基本となる多職種連携とチーム医療、および多職種連携と地域連携の重要性について解説します。第 2 章では「チーム」の機能をよりよくする「チームビルディング」に必要なコミュニケーション、そして他の医療専門職の意見を聞き、自分の意見もしっかり述べる「アサーション」について解説します。第 3 章ではチーム医療に関わる医療専門職の名前や役割について解説するとともに、それらを学ぶためのツールとしてカードゲームを紹介します。第 4 章では薬剤師、医師と看護師がどのように病院や保険薬局で連携するのか、病院や保険薬局で想定されるそれぞれの立場での連携を解説します。最後の第 5 章では代表的な 8 疾患の実践的な症例を通じて、患者に最適な医療を提供するための患者対応、多職種連携、地域医療における必要なコミュニケーションスキルを身につけることを目指します。すなわち、薬剤師としての役割をより深く理解して自身の考えやアプローチを提示しながら、異なる専門職との連携における具体的な課題や解決策を考える能力を高めます。それらを取りまとめて療養生活支援計画を立案し、チーム医療に必要な問題解決能力を習得します｡さらに､いずれの章においても重要な項目･内容などを｢ワーク｣｢ワークシート」として課題提示することで、重要なポイントや演習のポイントが理解しやすいように構成しました。

このように薬学生向きの多職種連携教育に関する教科書の発行が、薬学教育だけでなく、他の医療者教育に関係する多くの方々のご参考になれば幸いです。

2024 年 2 月

野田幸裕

目　次

ワーク

ワークシート

第1章 多職種連携とチーム医療・地域連携

はじめに

多職種連携教育

医療過誤を防ぎ、より質の高い安全な医療の提供を実現するため、医療従事者の専門職能を活かしたチーム医療が推進されています[1)]。チーム医療とは、医療に従事する多種多様な医療従事者が、それぞれの高い専門性を前提に、目的と情報を共有し、業務を分担しつつも互いに連携・補完し合い、患者の状況に的確に対応した医療を提供することです[1)]。チーム医療を実践するためには、学部学生のうちから臨床現場で臨床講義やケースカンファレンス、グループ討論などを通じて他の医療系の学部学生とともに学ぶ機会を増やし、臨床薬学へのモチベーションを向上させる必要があります。そのためには、異なる専門職同士が互いに理解し合い、尊重する態度や基礎となる問題解決能力、コミュニケーション能力および協働学習能力などを身につける多職種連携教育（Interprofessional Education：IPE）が重要です[2)]。なお、多職種連携教育は多職種協働教育ともいわれ、本書では「多職種連携教育（IPE）」として表現します。

世界保健機関（World Health Organization：WHO）は、世界的に多職種連携（Interprofessional work：IPW）を推進するため、2010年に「Framework for action on interprofessional education and collaborative practice：多職種連携教育と連携実践のための行動枠組み」[2)]を発表しています。医療に関わる専門職の最終的な目標は、患者などの疾患・障害の回復、患者やその家族の意向を尊重したQOL（Quality of Life：生活の質）の向上であり、共通しています。しかし、それぞれの専門性によって問題の捉え方や判断の内容と根拠が異なる場合があり、時に職種間で対立することもあります[3)]。他の専門職の立場への配慮や遠慮や対立を避けたいという気持ちは、発言や提案を躊躇することにつながります。多職種連携を推進するためにも、異なる専門職の専門性を理解し、お互いに尊重しながら、それぞれの専門性を発揮できるような多職種連携教育が必要となります。

多職種連携教育は、他の職種の役割や専門性の理解と、自身の職種の専門性や責任を理解するための教育です。イギリスの団体ケイプは、「複数の領域の専門職が連携およびケアの質を改善するために、お互いから、お互いについて、お互いに学ぶこと（Interprofessional Education occurs when two or more professions learn with, from and about each other to improve collaboration and the quality of care）」と定義しています。多職種連携教育は、将来チーム医療に貢献する医療従事者の人材育成に必須です。表1-1に示したような問題点が指摘され、医療環境改善のために、多職種連携教育の必要性が高まっています。

表 1-1　実際の医療現場での問題点

・患者さんのニーズに一致していない専門職の組み合わせ
・チームワーク不足
・リーダーシップ不足
・医療における階層化の存在
・狭い専門性重視による全体把握不足
・チームの継続性不足
・専門職者の労働市場の不均衡

Frenk J, et al. Lancet 2010; 376（9756）: 1923-1958[4] より作成

多職種連携コンピテンシーについては、3 つの基盤となるコア・コンピテンシーがあります（図 1-1）[5, 6]。

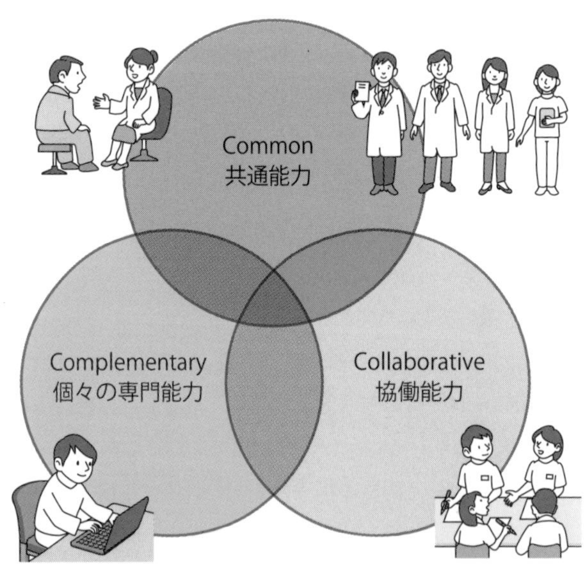

図 1-1　3 つの基盤となるコア・コンピテンシー
Barr H. J Interprof Care 1998; 12(2): 181-187[5]、春田 淳志. 保健医療福祉連携 2016; 9(2): 106-115[6] より作成

1 つ目は他の専門職を補完できる個々の専門能力（Complementary）です。連携が重要であるという認識を持ち、連携に対する価値観や態度を変容させ、チーム医療に必要な知識や技能を修得します。2 つ目はすべての専門職が必要とする共通能力（Common）です。患者などへのコミュニケーション能力は共通能力に該当します。3 つ目は他の専門職と協働するために必要な協働能力（Collaborative）です。個人で育成した知識・技能・態度（表 1-2）[5] をチームの協働の中で発揮し、行動が取れることです。すなわち、自分の専門性の知識だけではなく、他の専門職の役割を理解した上で学ぶ知識です。

表 1-2　具体的に求められる個々の能力

知識	専門職としての能力の把握 他の職種の役割の理解
技能	異文化コミュニケーション 自己と他者の役割の省察
態度	中立的敬意 協働性への意欲 十分な信頼と自己開示

Barr H. J Interprof Care 1998; 12 (2) : 181-187[5] より作成

また、他の専門職の文化は、いわゆる異文化であるため、異文化コミュニケーションの技能や他の専門職と話し合う体験の後に、自分自身と他の専門職の役割について振り返る技能です。そして、他の専門職に対して中立的な敬意を払い、積極的に関わる姿勢を示し、自己開示していく態度です。技能においては 1 対 1 ではないチーム・コミュニケーション（①チームビルディング、②アサーション、③ファシリテーション、④コンフリクト・マネジメント）が必要となります。表 1-2 の 3 つの能力が備わることで、専門職間の連携協働が円滑に機能すると示唆されています。

本章では、多職種連携教育を実践するための基本となる多職種連携とチーム医療および多職種連携と地域連携について概説します。

❶ 多職種連携とチーム医療

i 多職種と多職種連携および他職種と他職種連携[7)]

「多職種」とは、多くの職種を指します。医療や介護などに関わる職種については、第 3 章 (→ P.23) を参考にしてください。「多職種連携」とは、図 1-2A に示したように多職種が連携していることです。従来、医師が中心となり医療業務を行っていましたが、医療従事者がお互い対等に連携し情報を共有することで患者とその家族を中心とした医療を実現します（図 1-3）。一方、「他職種」とは、自分の職種と異なる職種を指します。「他職種連携」とは、図 1-2B のように他職種と連携することを指します。したがって、多職種連携と他職種連携の違いは、他職種と多職種連携を行い、患者やその家族の生活を支えることです。

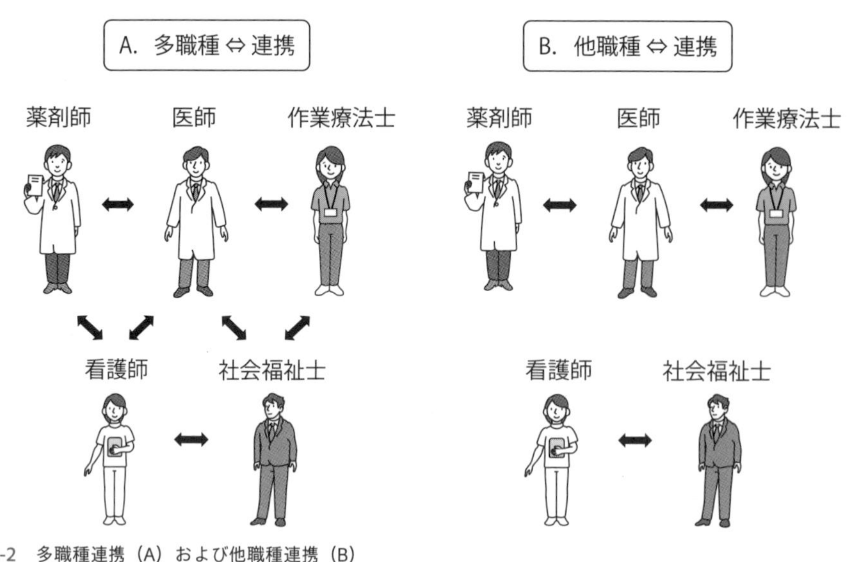

図 1-2　多職種連携（A）および他職種連携（B）

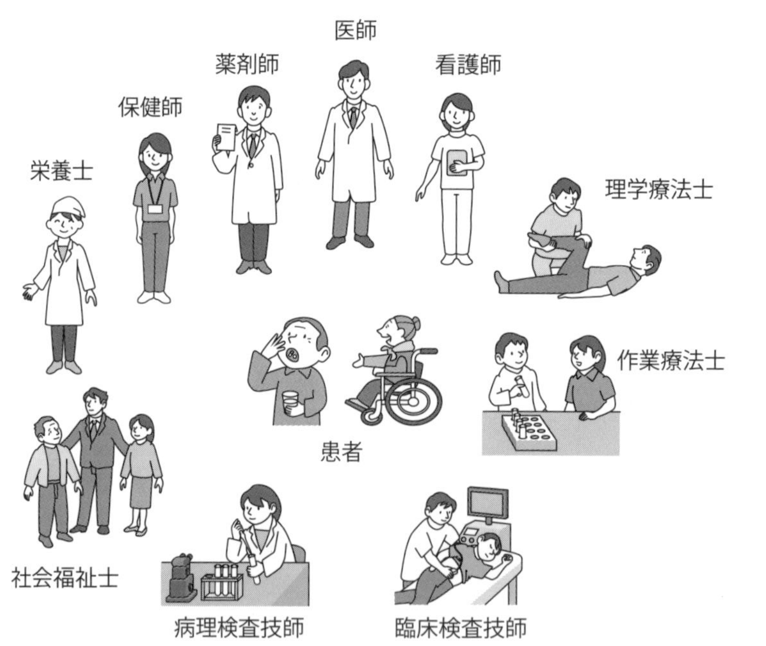

図 1-3　多職種連携

ii 多職種連携

多職種連携（Interprofessional work：IPW）とは、「異なる専門職からなるチームのメンバー、あるいは異なる機関・施設が、サービス利用者（患者やその家族）の利益を第一に、総合的・包括的な保健医療福祉ケアを提供するために、相互尊重、互恵関係による協働実践を行うこと、またその方法・過程」と定義されています[8)]。すなわち、異なる専門性を持った職種が、患者やその家族に対する共有した目標に向けて連携しながら役割を果たすことです。医療や介護・福祉の場では、医師や看護師、薬剤師、介護支援専門員（ケアマネジャー）など、多種多様の専門職が患者に関わります。その時、それぞれの専門職が、独立した医療やケアを提供するのではなく、それぞれの視点で意見交換しながら多方面から包括的に患者やその家族をケアすることで、質の高い効率的な医療が提供できると期待されます。

iii チーム医療と多職種連携の違い

「チーム医療」では、患者とその家族に対して多種多様の専門職が連携してチームとして取り組みます。それぞれの専門職がお互いにそれぞれの職種の専門的な技能を理解して、お互いに意見交換しながら意思決定をします。一方、「多職種連携」では、異なる専門職からなるチームあるいは異なる機関・施設が患者やその家族に対して、総合的な保健・医療・福祉包括ケアを提供します[3)]。そのために、相互尊重、互恵関係による協働実践を行います[8)]。

iv 多職種連携の重要性

我が国の高齢化は世界の中でも急速に進行し、医療のニーズも多様化しています。それにともなって医療や介護での専門職の活躍とそれらの質の向上が求められています。厚生労働省は高齢者の尊厳を保持すること、自立生活をサポートすることで自分らしい生活を送ることができるような「地域包括ケアシステム」の構築を推進しています。支援を必要とする患者やその家族の健康状態や社会背景は多種多様であり、様々な専門職が関わってケアする多職種連携が必要となります。その理由として、表 1-3 の 3 つ[9,10)]が提唱されています。

表 1-3　多職種連携が必要な理由

1. 医療の質の向上	多くの職種が医療や介護に関わることで、それぞれの専門性を活かした幅広い多角的な情報収集が可能となります。それぞれの専門職の視点で問題提起や解決に向けての解決策が提案できます。種々の問題に担当を決めて分担することで、それぞれの専門職は各問題に集中して能力を発揮することができます。すべての専門職が患者の状態を的確に把握することができます。このように切れ目のない医療が提供できるため、結果として医療の質の向上が期待できます。
2. 不足している専門知識の補完（視野・知識の幅の拡充）	多職種連携では、他の専門職とコミュニケーションを綿密に取ることになります。患者やその家族が抱えている課題の情報共有、それらの解決へのアプローチ、ケアの提供など、多くの段階を経ていくなかで、課題に対するそれぞれの専門職の視点や考え方を学ぶことができます。そのため、同じ職種だけでアプローチするよりも視野や知識の幅が広がり、それぞれの職種に不足している専門知識を補完し合うことが期待できます。
3. 患者の多種多様なニーズに対応	生活環境の違いや家族の関係性など、時代の変化によって患者やその家族の社会背景は複雑になっています。ひとつの問題に対する捉え方はそれぞれの職種で異なっているため、多職種連携により多角的なアプローチが可能となり、患者の多種多様なニーズにも柔軟な対応が期待できます。

ファルマラボ：在宅医療の現状と課題から見る多職種連携の重要性：キャリア＆スキルアップ[9)]、マイナビ薬剤師：多職種連携とは？　必要性やメリット・薬剤師の役割について解説[10)]より作成

v 多職種連携での注意点

多職種連携での注意すべき点として、表1-4の3つ[9]が提唱されています。

表1-4　多職種連携での注意点

1. 多職種間での素早く的確なコミュニケーションを心がけます	多職種連携では、職種間で良好なコミュニケーションが求められます。患者の状態や状況の変化に気づいた場合には、チームの他の職種に素早く伝えます。一方で、入手した情報は注意深く吟味し、不要な情報を安易に伝えないように心がけます。
2. 多職種間での知識、職域の差に留意します	同じ職種同士では問題なく伝わる内容でも、異なる職種では基本的な知識や経験が異なるため伝え方に注意し、相手の立場に立った情報共有に留意します。
3. 患者を含めた多職種全員で治療の目標を明確にします	チーム医療では、目標に向かってそれぞれが専門性を発揮することにより、効率の良い治療やケアが可能となります。目標が明確でないと職種間で認識に食い違いが生じることがあります。患者やその家族を含めた多職種全員で、治療の目標を明確にします。

ファルマラボ：在宅医療の現状と課題から見る多職種連携の重要性：キャリア＆スキルアップ[9]より作成

vi 多職種連携における薬剤師の役割[9]

医療技術の進歩にともなって薬物療法は、高度化・多様化し、医薬品の取り扱いも複雑化しています。たとえば、医薬品の有効性・安全性・服用時の利便性を改善した特殊な剤形の開発が進められるなど、医薬品全般の幅広い知識が必要となります。医療の質の向上および医療安全の確保の観点から、チーム医療において医薬品の専門家である薬剤師が主体的に薬物療法に参加することが非常に有益です。患者が使用している医薬品や残薬の管理、多剤併用大量投与の解消、飲み合わせの確認などは、薬剤師の役割として重要であり、期待されています。病院内・施設内や地域でのカンファレンスや勉強会に参加することにより、医師や看護師などの多職種とコミュニケーションを取る機会をつくることも重要です。

vii 多職種連携の課題

多職種連携が、より効果的に発揮されるために解決すべき課題として、表1-5の3つ[10]が提示されています。

表 1-5　多職種連携の課題

1. 医療人としての知識・技能・態度の教育トレーニング	多職種連携では、それぞれの専門職が自分の役割を認識し、それぞれの専門性を活かすことが重要です。多職種連携にて貢献できる知識・技能・態度を持った医療人の育成が必要です。
2. 連携体制の見直し	チームとしての十分に機能を発揮するためには、他の職種と直接連携が取れて、関わり合える環境が必要です。しかし、それぞれの職種は他の業務にも携わっているため、十分な時間が取れなかったり、他の職種を介して間接的に連携したりすることがあります。多職種連携は、情報の共有、方向性の決定、ケアの提供、その後の見直しなど、多くの過程を経て成り立っています。限られた時間と環境の中でチームでの役割を果たすためには、他の職種と随時連絡が取れる環境、たとえばオンラインを活用するなど多様な体制を整備・構築することが必要です。
3. 密なコミュニケーション	多職種連携では、様々な職種と綿密にコミュニケーションを取ることが重要です。連携する職種が多いほど、着眼点、考え方や価値観、あるいは問題の捉え方や解決方法などが異なるため、職種間で対立する場合もあります。チームとして活動するためには、密なコミュニケーションを取りながら、価値観やアプローチ方法などを柔軟に広げ、修正・変更することが必要です。

マイナビ薬剤師：多職種連携とは？　必要性やメリット・薬剤師の役割について解説[10] より作成

❷ 多職種連携と地域連携

i 地域包括ケアシステムの必要性

急速に高齢化が進むなか、我が国では 2000 年に介護保険制度が制定され、生活の援助を必要とする患者やその家族が、迅速かつ効果的に必要とされる保健・医療・福祉サービスなどを受けられるように整備するとともに、多職種連携の理念[11] が取り入れられました。このように地域包括ケアシステムが導入され、安心・安全で質の高い医療の提供が患者とその家族に求められています。一方で、医療の高度化・複雑化にともなった業務の増大により、医療現場の疲弊が指摘されており、医療の在り方の見直しなどが問われています。

高齢化社会の中、住み慣れた地域で自分らしい暮らしを最後まで続けることができるような医療・介護・予防・住まい・生活支援が求められています。特に、超高齢社会となる 2025 年を目途に、要介護状態になっても包括的に確保される「地域包括ケアシステム」の構築が必要です[1]。しかし、我が国における多職種連携の歴史は浅く、そのシステムや方法が十分整備・構築されていないため、十分に普及が進んでいません[11]。

患者が在宅医療を受けながら療養するには、専門性の高い医療従事者だけでなく、保健医療福祉サービスなど、多職種の連携と様々なサービスが必要となります。地域包括ケアシステムにおいて必要とされる多職種連携を行うためには、急速な高齢者の増加だけでなく、2030 年以降の若年層の減少を見据えた多職種連携教育が重要です。

ii 地域包括ケアシステム

地域包括ケアシステム（図 1-4）[12] では、市町村や都道府県が地域の特性に応じて「住まい」「医療」「介護」「予防」「生活支援」を一体的につくり上げていくことが必要です。すなわち地域包括ケアシステムとは、高齢者が住み慣れた地域で自分らしい人生を全うできる社会を目指して、2025 年を目途に整備が進められている「地域の包括的な支援・サービス提供体制」であり、超高齢化社会の介護システムの柱となることが予想されています。

地域包括ケアシステム

○ 団塊の世代が75歳以上となる2025年を目途に、重度な要介護状態となっても住み慣れた地域で自分らしい暮らしを人生の最後まで続けることができるよう、住まい・医療・介護・予防・生活支援が一体的に提供される地域包括ケアシステムの構築を実現していきます。

○ 今後、認知症高齢者の増加が見込まれることから、認知症高齢者の地域での生活を支えるためにも、地域包括ケアシステムの構築が重要です。

○ 人口が横ばいで75歳以上人口が急増する大都市部、75歳以上人口の増加は緩やかだが人口は減少する町村部等、高齢化の進展状況には大きな地域差が生じています。

地域包括ケアシステムは、保険者である市町村や都道府県が、地域の自主性や主体性に基づき、地域の特性に応じて作り上げていくことが必要です。

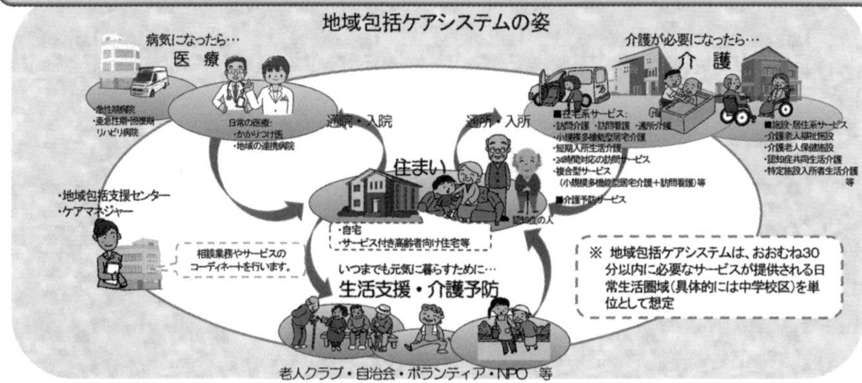

図 1-4　地域包括ケアシステム
厚生労働省：地域包括ケアシステム[12] より抜粋

iii 在宅医療での多職種連携の重要性[13]

在宅医療においても高度化する医療に対応するためには、安全性や医療の質を保ちながら、多種多様な専門職は業務を分担しながらも、お互いに連携・補完することで、高い専門性を発揮して、患者やその家族の状況に適した医療や介護を提供する必要があります。たとえば、立ったり、歩いたりする機能が衰えている糖尿病や高血圧症などの生活習慣病を有する患者では、地域包括支援センターや医療・福祉施設の医療・介護職などの方々と連携してケアする必要があります。健康寿命が伸びれば、普段の生活を長く継続することが可能となります。要介護状態になっても、住み慣れた地域で医療・介護・予防・住まい・生活支援が包括的に確保される在宅・地域医療において多職種連携の整備と構築が必要となっています。

iv 地域での多職種連携における薬剤師（図 1-5）

現在、多種多様の医療・介護職が多職種連携に取り組んでいるなかで、薬局やその薬剤師が十分に参加している状況ではありません。在宅医療や地域医療において、訪問看護師が薬剤を管理・保管していることは珍しくありません。地域での多職種連携において薬剤師が職能を発揮するには、他の職種からの依頼を待つだけでなく、提供できる医療やケアを積極的に提案し、医療提供体制を整備・構築していく必要があります。そのためにも、在宅医療に特化した薬学的知識や調剤スキルに加えて、患者やその家族、他の専門職に対するコミュニケーション能力とスキルを身につける必要があります[9]。

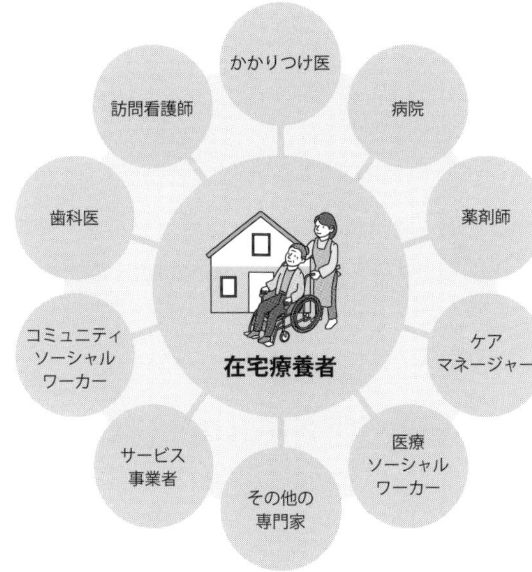

図 1-5　医療職と介護職の連携
前橋市医師会：おうちで療養相談センターまえばし[14]より作成

v 在宅医療の現状と課題

在宅医療を必要とする患者やその家族は年々増加しており、同時に医療技術の進歩によって求められる医療や介護も高度化・複雑化しています。こうした状況は、医療や介護・福祉に関わる専門職の業務の増大につながります。このような問題も含め、解決すべき課題として、表 1-6 の 2 つが提唱されています。

表 1-6　在宅医療の解決すべき課題

1. 医療と介護の連携	高齢者の患者の中には複数の疾患を持つ方もいます。こうした患者やその家族が安心・安全に生活を送ることができるように、医療や看護・介護サービスの連携が重要です。介護者が被介護者の病状の悪化や急変を察知した段階で、迅速に医師や看護師らと連携できるような体制を整備・構築する必要があります。
2. 地域格差	それぞれの地域の実情や特性は異なるため、整備した後の介護体制に地域間で格差が生じる場合があります。地域間のバランスを考えながら整備計画を立てる必要があります。

ワーク

課題１　チームとは、グループとは、どういう定義でしょうか。まとめてみましょう。

課題２　①チームビルディング、②アサーション、③ファシリテーション、④コンフリクト・マネジメントについて説明しましょう。

課題３　多職種連携における薬剤師の役割において、「薬に関する対応は薬剤師にお願いしたい」と要望に応えるために、他の職種との関わりについて考えてみましょう。

課題４　在宅医療での多職種連携の重要性において、テキストの例のように、以下の患者について考えてみましょう。

1. 足を骨折して退院した患者：独歩では通院や生活できない。

2. 呼吸器疾患の患者：在宅酸素療法を行っている。

おわりに

超高齢社会が進むなか、我が国では医療機関だけでなく、在宅・地域まで継続した医療・介護を提供する必要があります。入院患者や地域で暮らす患者のあらゆるニーズに対して、限られた人員・人材で質の高い医療・介護を提供するためには、多職種連携が不可欠とされています。多職種連携では、それぞれの専門職が専門性を発揮するだけでなく、協働することによって互いのスキルアップにもつながります。生活習慣病など、治療を継続しなければならない患者が増加している現代社会では、医薬品の専門家である薬剤師の存在は、多職種連携において不可欠となっています。地域包括ケアシステムの構想からも、地域の関連施設との多職種連携が必要です。チーム医療に貢献できる医療人の育成には、「医療」だけでなく、在宅や地域で安心して自分らしい生活を包括的に支援する「福祉」の視点も取り入れ、地域医療に根ざした医療人を育成する多職種連携教育が重要です[16]。

（野田　幸裕）

【参考文献】

1) チーム医療の推進について（チーム医療の推進に関する検討会報告書）[Internet]. 厚生労働省；2010 年 3 月（参照 2021 年 5 月 6 日）
https://www.mhlw.go.jp/shingi/2010/03/dl/s0319-9a.pdf

2) Framework for Action on Interprofessional Education and Collaborative Practice [Internet]. World Health Organization; 2010 年 9 月（参照 2022 年 10 月 1 日）
https://www.who.int/hrh/resources/framework_action/en/

3) 多職種連携と倫理 [Internet]. 公益社団法人日本看護協会（参照 2023 年 5 月 1 日）
https://www.nurse.or.jp/nursing/practice/rinri/text/basic/problem/tashokushu.html

4) Frenk J, et al.: Health professionals for a new century: transforming education to strengthen health systems in an interdependent world. Lancet. 2010; 376(9756): 1923-1958. doi: 10.1016/S0140-6736(10)61854-5

5) Barr H. Competent to collaborate: Towards a competency-based model for interprofessional education. J Interprof Care. 12(2): 181-187, 1998. doi: 10.3109/ 13561829809014104

6) 春田 淳志. 特集 専門職連携コンピテンシー. 1. 多職種連携コンピテンシーの国際比較. 保健医療福祉連携. 2016; 9(2): 106-115.

7) 他職種連携と多職種連携の違いについて分かりやすく解説！ [Internet]. リハウルフ；2021 年 12 月（参照 2023 年 5 月 1 日）
https://houmon-reha.com/houmontherapist-854/

8) 田村 由美. なぜ今 IPW が必要なのか . 看護実践の科学. 2010; 35(10): 41-47.

9) 在宅医療の現状と課題から見る多職種連携の重要性：キャリア&スキルアップ [Internet]. ファルマラボ；2021 年 7 月（参照 2022 年 10 月 1 日）
https://www.38-8931.com/pharma-labo/carrer/skill/medical_cooperation.php

10) 多職種連携とは？　必要性やメリット・薬剤師の役割について解説 [Internet]. マイナビ薬剤師；2022 年 6 月（参照 2022 年 10 月 1 日）
https://pharma.mynavi.jp/knowhow/workplace/multi-disciplinary/

11）10. 多職種連携（IPW）について［Internet］. 平原 佐斗司（参照 2023 年 4 月 9 日）
https://www.zaitakuiryo-yuumizaidan.com/textbook/pdf/1-10.pdf

12）地域包括ケアシステム［Internet］. 厚生労働省（参照 2023 年 6 月 1 日）
https://www.mhlw.go.jp/seisakunitsuite/bunya/hukushi_kaigo/kaigo_koureisha/chiiki-houkatsu/dl/link1-4.pdf

13）真のチーム医療とは？　多職種連携（IPW）と、多職種連携教育（IPE）［Internet］. 黒田 美香；2020 年 12 月（参照 2023 年 6 月 1 日）
https://journal.epigno.jp/interprofessional-work

14）おうちで療養相談センターまえばし［Internet］. 前橋市医師会（参照 2023 年 10 月 26 日）
https://maebashi.gunma.med.or.jp/ouchi/

15）看護の将来ビジョン［Internet］. 日本看護協会；2015 年 6 月（参照 2022 年 9 月 25 日）
https://www.nurse.or.jp/home/about/vision/pdf/vision-4C.pdf

第2章 他職種とのコミュニケーション

はじめに

薬剤師が他職種とコミュニケーションを取る場面は多岐にわたります。たとえば、医師への疑義照会、緩和医療チームなどのチームの中での話し合い、病棟や在宅医療の患者宅での他職種との関わりなどが挙げられます（図 2-1）。このような場面で、他職種との情報共有、また協働して患者に適切な医療を提供するためには、「チーム」の機能が最大限に発揮されることが必要不可欠です。それぞれの医療専門職への理解はもちろんですが、お互いに円滑なコミュニケーションを取ることが求められます。

本章では、「チーム」の機能をよりよくする「チームビルディング」に必要なコミュニケーションについて解説します。また「チーム」のメンバーとして、相手の意見を十分聞き、自分の意見もしっかり述べる「アサーション（アサーティブな態度）」についても解説します。

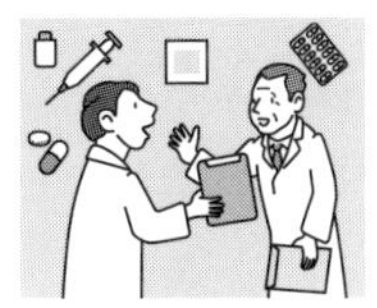
疑義照会

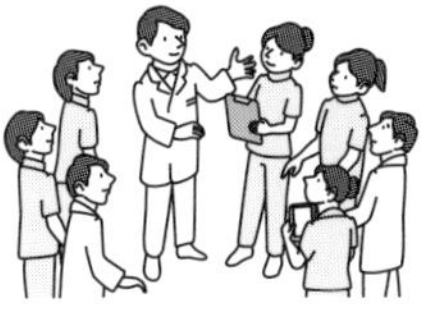
チームでの話し合い

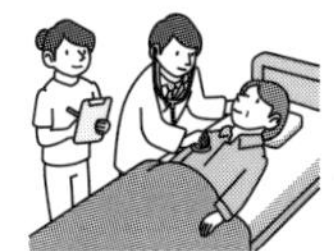
在宅医療

図 2-1　薬剤師が関わるチーム医療

❶ チームビルディング

人の集まりを表す用語として「グループ」と「チーム」がありますが、グループは単に集められた個人の集団、チームは目標・目的を共有する集団を指します（図 2-2）。チームには、構成するメンバーに「共通の目標・目的」が存在し、その達成がチームの目指すゴールとなります。目標達成のための協力関係が機能している点が、グループとの大きな違いになります。チームの目標や理想を達成するために、メンバー個々の能力や個性を最大限に発揮できる環境作りや、取り組み全般のことを「チームビルディング」[1]といいます。多職種の個人の集まり

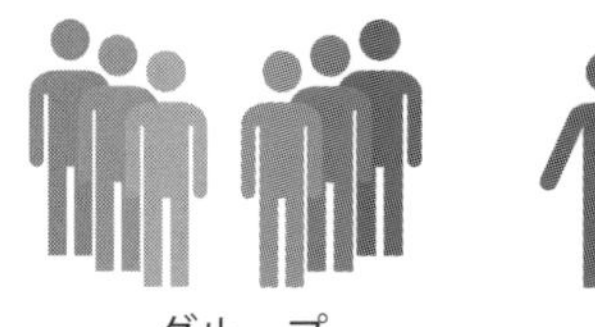

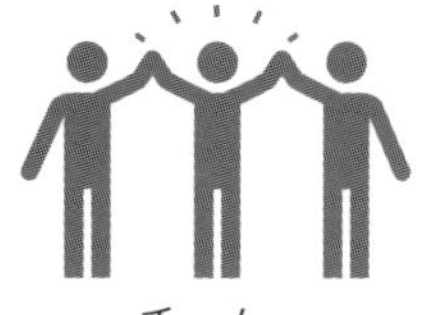

図 2-2　グループとチームの違い
グループはただ個人が集まっている集団で、チームは目標に向かってまとまる。

をチームの目標に向かって、それぞれの行動や意識を合わせていくことが求められます。

多職種連携におけるチームは、異なった知識や考え方、文化を持った医療専門職が、患者への適切な医療という共通目標達成のために集まった集団です。最初はメンバー同士が異質であり、お互いのことも十分わからず、戸惑うことも多々あります。チームの目標達成のためには「チームビルディング」が鍵となり、次の 3 つのステップが重要となります。

i　第 1 ステップ：チームの目標およびメンバーの選定

チームとして最初に行うことは、チームの活動の狙い、目標、プロセス（段取り）、活動指針など、チームがこれから行う活動の枠組みをメンバー間で共有することです。そのためには、チームの力を最大限発揮するメンバー選びは重要となります。たとえば、緩和医療チームなら、医師、看護師、薬剤師、臨床心理士などがメンバーとして考えられます。しかし、このチームの目標が「患者が望む在宅医療への移行」とするなら、介護士、理学療法士、作業療法士、社会福祉士に参加してもらうことによって、この患者の在宅医療への移行がスムーズになるかもしれません。特に医療の現場では、異なった視点を持ったメンバーの構成が、チームの強みになってきます。メンバーが決定したら、自己紹介などのアイスブレーキングでお互いの関係性づくりを促進します。メンバーそれぞれが「自分の職種の役割」や「チームに入ったきっかけ」「患者との関わり」などを話すことによって、お互いのことを知り、何でも相談できる環境を作ることが、互いの関係性を築くとともに、チームとしての意識の共有が可能となります。

ii　第 2 ステップ：役割を決める

次に、チームを率いる「リーダー」を決めることが重要となります。常にチームが変動するなかで、適切に舵取りするために必要な存在です。医療現場でリーダーを決める場合に、「業務や負担が増えるからなるべくしたくない」「自分はふさわしくない」と考えることが多く、なかなか決まらないのが現状です。一方、「やっぱりリーダーは医師でしょう」と、医師に対するヒエラルキーから、医師がリーダーになる場合が多いのも現状です。「私がチームを引っ張っていかなくてはいけない」「方向性をまとめなくてはいけない」と考えるのではなく、チームの目標を達成するには、誰がリーダーにふさわしいか、自分を含めて考えてみましょう。

リーダーに求められるリーダーシップとは、「統率力」のことで「組織を率いる能力」を意味します[2)]。リーダーは、チーム全体の状況を把握し、全体を取りまとめることが役割となります。リーダーは、①目標を設定して、チームで共有する、②チームのメンバーの特徴を把握する、③チームの力を最大化することを考えましょう。チームのすべてを自分が背負うという考えを捨て、まとめ役として、メンバーを信頼し、業務を任せるという考え方も必要です。またメンバーも、リーダーに任せっぱなしにするのではなく、メンバー一人ひとりが自分の役割を果たして、チームに受け入れられる努力が求められます。

iii 第3ステップ：チームの機能を発揮するプロセス

では、具体的にチームが目標に到達するためのプロセスを考えていきましょう。チームとして機能するためのプロセスのひとつとして「タックマンモデル」[1)]（図2-3）があります。このモデルは、チーム形成時から、チームが成果を上げられる状態を4つのプロセス、①形成期（Forming）、②混乱期（Storming）、③統一期（Norming）、④機能期（Performing）に分けています。各プロセスをクリアしていくことで、チームが機能し始め、最高のパフォーマンスが発揮できるようになるモデルです。この4つのプロセスのなかでのリーダーやメンバーの役割を考えていきましょう。

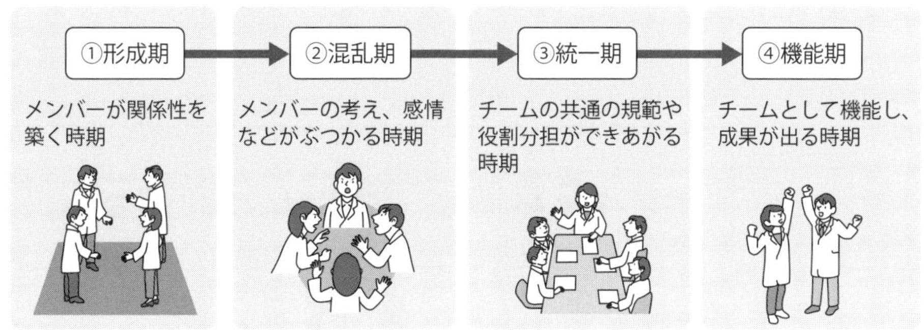

図2-3　タックマンモデル

①　形成期

メンバーが関係性を築いていく時期となります。リーダーはメンバーに、プロジェクトの趣旨、すなわちこのチームが達成しなくてはいけないことを説明し、明確な指示を出して仕事を進める必要があります。また、お互いを知るための情報共有を行うことも大事なプロセスになります。

②　混乱期

メンバーの考え、感情などがぶつかる時期です。目標達成のためには、お互いが自分の意見をしっかり述べることが必要になりますが、時にはコンフリクト（葛藤）が生じることもあります。これはチームの成長のために必要不可欠なプロセスになります。このコンフリクトを乗り越えるためには、お互いを理解するための対話が有効であり、メンバーの意見を表面化させ、全員が納得するまで話し合うことが必要です。リーダーは、メンバーのお互いの仕事の内容や、人間性を理解しあえるような活動が求められます。

③　統一期

チームの共通の規範や役割分担ができあがっていく時期となります。自分たちで合意したルール・役割・目標を達成することが重要となります。リーダーは、メンバーが相互に助け合えるような関係性を構築できるように、お互いの仕事の内容を紹介するなど、メンバー間のより深いコミュニケーション活動をより推進していきます。

④　機能期

チームとして機能し、成果が出る時期となります。リーダーは細かな指示を避け、メンバーの自立を助けることが求められます。また機能期が持続するよう、コミュニケーション活動は継続して行う必要があります。

この４つのプロセスは、一方向に進むのではなく、時には機能期から混乱期に逆戻りすることもあるかもしれません。リーダーは、チームで何が問題となっているか分析し、メンバーと十分に話し合うことが必要となります。試行錯誤しながらも、一人で悩まずにチームでしっかり話し合うことが、問題解決やチームの成果につながっていくでしょう。

❷ アサーティブな態度でチームに関わるには

多職種で協働する場合において、「相手の話を聴くこと」と共に、「言うべきことは言うこと」もとても重要なことです。しかし、話し方や表現の仕方に問題があると、相手に不快な思いをさせたり、信頼関係が築けなかったりすることがあります。ここでは、自分のことを素直に表現する「アサーション（アサーティブな態度）」[3] について紹介します。

時には、人は相手から理不尽なことを言われて、不満や怒りを感じることがあります。たとえば薬局の忙しい時間帯に、いきなり訪問看護師から電話があり、「Aさんの便秘薬をなんでお薬カレンダーに入れたの。大変だったのよ」といわれたら、あなたならどのような態度を取るでしょうか？　図2-4の対応で、最も自分が取りやすい対応を選んでください。

相手に感じている感情、特に不満や怒りを、相手に直接伝えることは簡単なことではありません。しかし、そういう感情を我慢していると、最終的にはその人に会うのも嫌になったり、攻撃的になったりします。対人との対応において、Del Grecoは４つのタイプがあると述べています[4]（図2-5)。常に人に対して同じ対応するとは限りませんが、相手に対して自分がどのように対応しやすいかを意識することは、相手との良好な関係を保つためにもとても大切なことです。

①非主張的反応

すいません
（何も話さず、落ち込んだ様子）

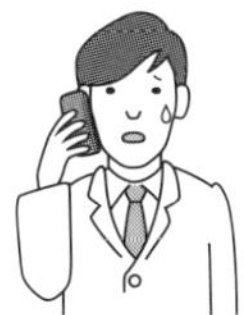

②間接的攻撃反応

すいません
（でも言われても納得がいかない様子）

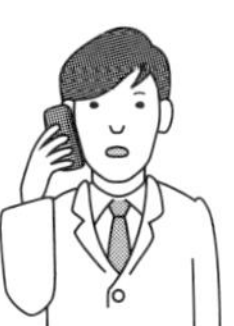

Aさんの便秘薬をどうして
お薬カレンダーに入れたの。
大変だったのよ。

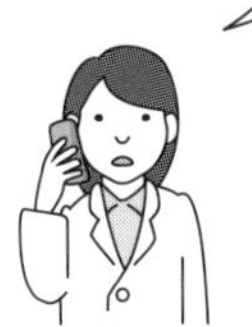

③攻撃的的反応

Aさんのご主人が希望されたんです。
私のせいじゃないです。
そんなこと言うなら、看護師さんが
A さんの対応をしてくださいよ。

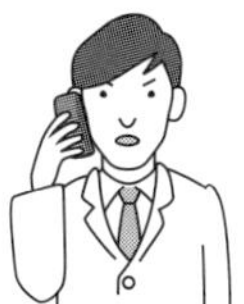

④主張的反応（アサーションな態度）

便秘薬なのでお薬カレンダーに入れる
のは心配していたんですが、
A さんの様子はいかがですか。

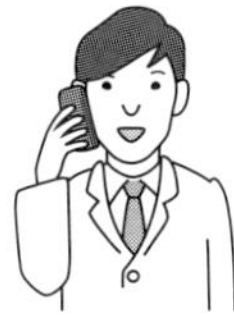

図 2-4　相手から怒りや不満を言われた時の自身の対応を考えてみましょう[5)]

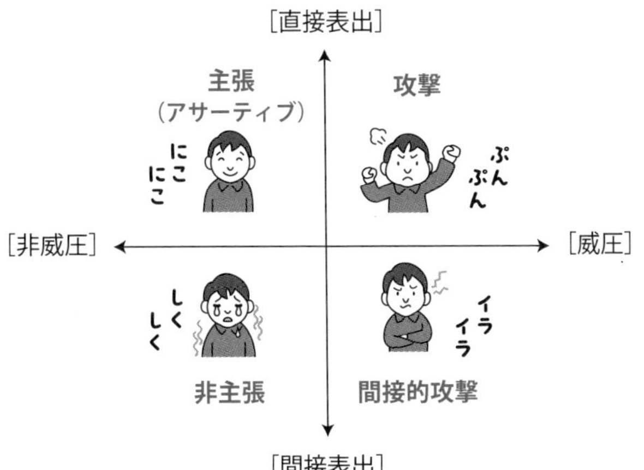

図 2-5　他者に行う 4 つの反応パターン

i　アサーティブな態度を身につける言語表現

自分の取りやすい行動を意識しながら、協力を要請したりする場合には、相手を尊重した自己主張（アサーション）の仕方を学ぶ必要があります。適切な自己主張する具体的な会話方法としてゴードンとバウアーによって提唱された「アサーション・デスク（DESC）」（図 2-6）[6)]があります。

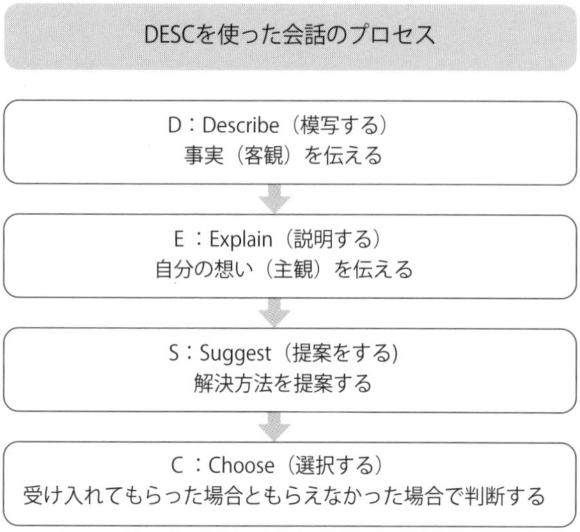

DESCを使った会話のプロセス

D：Describe（模写する）
事実（客観）を伝える

↓

E ：Explain（説明する）
自分の想い（主観）を伝える

↓

S：Suggest（提案をする）
解決方法を提案する

↓

C ：Choose（選択する）
受け入れてもらった場合ともらえなかった場合で判断する

図 2-6　アサーション・デスク（DESC）

①　D（Describe）：模写する

自分が対応しようとする状況や相手の行動を、客観的、具体的に模写するものです。あくまでも客観的、具体的な事実や言動であって、相手の意図や態度を推測して話すのではありません。

②　E（Explain）：説明する

その時の状況や相手の行動に対する自分の気持ちを具体的に伝えます。①で模写したことに対する自分の気持ちを表現したり、説明したり、相手の気持ちに共感します。

③　S（Suggest）：具体的な提案をする

相手に望む行動や現実的な解決策などを具体的に提案します。

④　C（Choose）：選択する

相手の肯定的・否定的な結果に対して、どういう行動をするか選択肢を示します。選択肢は具体的で実行可能なものとします。

各職種の専門性や認識の違いから連携を取ることが難しいこともありますが、協力してより良い解決方法を見出すことが大切です。次の項では、DESC を意識した他職種への依頼の仕方について着目していきたいと思います。

ii アサーティブな態度で対応するためには

近年、薬剤師も患者のお宅を訪問する在宅医療に積極的に関わるようになってきました。在宅医療では、医師、看護師、介護士、ケアマネージャーなど他の職種の方々と患者の治療・ケアの目標を共有しながら、自らの専門性を発揮して患者に対応することが不可欠です。患者の問題点について、他の職種の方と一緒に議論する時には、患者をみる視点が異なることから、時にコンフリクト（衝突、葛藤、対立）などが避けられない場合もあります。医療従事者間で信頼関係がある場合には建設的な話し合いが可能となりますが、未だ十分な信頼関係が築けていない場合には、結果的に患者に不利益が生じることがあります。患者の問題点の解決のために「薬剤師としての意見」を他職種に伝える必要があっても、「どうせ言ってもわかってくれない」「うまくコミュニケーションが取れない」「言い争いになるだけだ」と諦めてしまっていることはないでしょうか？　ここでは、在宅医療を受けている患者の問題点を医師へどのように伝えるか考えてみましょう。

＜症例＞

Bさんは83歳男性で、1年前に右下葉肺腺がんと診断され、化学療法を開始するも効果なく、ベスト・サポーティブ・ケア〔Best Supportive Care：BSC（最善の支持療法）〕に方針が変更となりました。労作時呼吸困難に対して、ヒドロモルフォン（オピオイド鎮痛薬）を開始し症状は軽減しましたが、2か月前急激なパフォーマンス・ステータス（Performance Status：PS）低下と食事量減少にて通院困難となり、訪問診療が開始されました。ある日、薬剤師がBさんの自宅を訪問したところ、処方されていた内服のヒドロモルフォンはほとんど余っていて、Bさんの奥さんから「この2～3日、薬が呑み込めないし、呼吸が苦しそうで見ていられない」という訴えがありました。昨日、かかりつけ医のY先生の訪問日でしたが、Bさんは先生の前だと息苦しさも訴えず「薬はこれ以上、増やさないでくれ」と伝え、Y先生も「では、今までの薬を続けましょう」という結果となったようでした。薬剤師は、Bさんの呼吸困難に対して、内服が難しいと判断して剤形の変更を考えました。坐薬は、本人も奥さんも高齢で挿入が難しい、貼付剤は呼吸困難には効果がないことを考慮し、在宅で使用する持続用ポンプでのモルヒネの持続点滴を提案しようと考えています。Bさんに話を伺うと「夜も呼吸がつらくて眠れない」という一方で、「点滴するとベッドから出られなくなる」という想いもあり、Y先生には薬を変えてくれとは伝えられなかったようでした。以下に、かかりつけ医師と薬剤師のやり取りの具体例を示しました。

＜具体例＞

薬剤師：Y先生ですか？　薬剤師の〇〇です。Bさんの内服薬ヒドロモルフォンのことですが。

医師Y：どうしましたか？

薬剤師：今日Bさんのお宅を訪問したところ、この2～3日薬が服用できないようで、呼吸がかなりつらそうでした。内服薬でのコントロールは難しいです。

医師Ｙ：昨日、Ｂさんは何も言っていませんでしたし、薬は変えないでくださいと言われました。

薬剤師：……。

ワーク

この具体例から、薬剤師の対応のどの点が問題でしょうか？　①から④について考えてみてください。

①訪問後の薬剤師の想い、かかりつけ医の想いはどんなものでしょう。

②具体例での薬剤師の対応の問題点を挙げてください。

③薬剤師がどうしてもかかりつけ医師に聞き入れてほしいことを挙げてください。

④そのために、具体例での薬剤師の対応をどのように改善しますか（アプローチ、提案内容など）。

この症例では、薬剤師の「少しでも患者の呼吸を楽にしたい」という想いと、かかりつけ医の「Ｂさんのもうこれ以上薬を増やしたくないという気持ちを尊重したい」という想いの、両者の想いにずれがあり、うまくコミュニケーションできていないことにつながっています。改善例では、薬剤師の想いを、かかりつけ医にどのように伝えるかが鍵となります。自分の要求を相手に理解してもらうためには、アサーティブな態度で伝えることが必要となります。

＜改善例＞

薬剤師：Ｙ先生ですか？　薬剤師の〇〇です。今お時間よろしいでしょうか？　⇒相手を尊重

医師Ｙ：大丈夫です。

薬剤師：Ｂさんの内服薬ヒドロモルフォンのことですが。

医師Ｙ：どうしましたか？

薬剤師：Ｂさんは、この２～３日薬を全く服用していないようです。内服ができず、レスキューも使用できていないようです。⇒状況の説明（D）

医師Ｂ：そうですか。でも昨日、Ｂさんはちゃんと飲めるって言っていたし、薬は変えたくないと言っていました。

薬剤師：そうですか。Ｂさんは飲めると言っていたのですね。⇒相手の話もしっかり聞く。

医師Ｙ：そうです。

薬剤師：1つ提案ですが、お話ししてもいいですか？　⇒自分の想いを伝える（E）

医師Ｙ：何か？

薬剤師：Ｂさんの今の状態では、内服薬が難しいと思います。ただ坐薬は、本人も奥さんも高齢で挿入が難しいと言われますし、貼付剤は呼吸困難には効果がないことを考えますと、やっぱりモルヒネの持続点滴に変更してはと思います。⇒自分の要求の提案（S）

医師Ｙ：でも、本人は点滴だけはしたくないと言っていますよね。

薬剤師：そうなんです。Ｂさんは点滴だと、ベッドから離れなくなると心配されていました。ただ、まだ歩くことも可能ですし、トイレまでの導線も確認しました。問題なく歩行できると思います。また在宅で使用する持続用のポンプであれば、小型で持ち運びが可能なので歩行もしやすいと思います。⇒自分の要求の提案（S）

先生はどう思われますか？　⇒相手の意見を聴く

医師Ｙ：本人は納得するかな。

薬剤師：そうですね。呼吸もかなりつらそうですし、持続用のポンプであれば小型なので歩行できることをお話したら、少し安心されてました。呼吸の苦しさについては、フェイススケールを使いながらＢさんの状況を確認して、先生にはその都度お知らせします。⇒現実的な調整を行い、具体的な方法の決定（C）

医師Ｙ：薬剤師さんがそれだけ言ってくれるならお任せします。

薬剤師：ありがとうございます。⇒相手に感謝

おわりに

医療従事者である薬剤師の提案は、患者に合った適切な薬物治療の支援が期待されます。チーム医療の中で、患者に適切な結果を導くためには、相手の話を聴き、自分の意見を伝え、しっかり議論して、失敗しつつも相手を思いやり、そして実行するというこの繰り返しこそが、チームでの信頼関係を築くことになります。「相手の話をしっかり聴く」ことがアサーティブな態度を身につける第一歩であり、「自分の主張」を相手に理解してもらうことにもつながるでしょう。

（半谷　眞七子）

【参考文献】

1）堀 公俊，他. チーム・ビルディング 人と人をつなぐ技法. 東京：日本経済新聞出版社；2018.

2）ハーバードビジネスレビュー編集部. リーダーシップの教科書. 東京：ダイヤモンド社；2022.

3）アン·ディクソン. それでも話し始めよう アサーティブネスに学ぶ対等なコミュニケーション. 東京：クレイン；2015.

4）Del Greco L. The Del Greco Assertive Behavior Inventory. Journal of Behavioral Assessment. 1983;5(1):49-63, doi: 10.1007/BF01343638.

5）日本ファーマシューティカルコミュニケーション学会. 基礎から学ぶ！　行動科学 理論とその技法. 東京：薬事日報社；2023.

6）Bower Sharon Anthony, Bower Gordon H. Asserting Yourself-Updated Edition: A Practical Guide For Positive Change. Cambridge, MA: Da Capo Lifelong Books; 2004.

第3章 チーム医療における各職種の役割

はじめに

患者およびその家族は、健康上の問題のために、医師や歯科医師を代表とする様々な医療専門職から診断・治療・助言を受けて、医療・福祉サービスを利用します。その過程において、どのような医療専門職がどのように関わっているか、じっくりと考えたことはありますか。現代では医療の高度複雑化に伴い専門性が細分化されており、多種多様な医療専門職がそれぞれの専門性を発揮しながら、互いに連携および補完する「チーム医療」が推進されています。チーム医療の実践には職種間の円滑な連携が不可欠であり、医療専門職を養成する教育機関では多職種連携教育（IPE）が行われています。IPEでは、自他職種の役割・専門性・責任を理解することを基盤とした様々な教育プログラムが実践されています。

チーム医療において、薬剤師が適切な薬学的管理や服薬支援を提供するにあたり、他の医療専門職と協力することが非常に重要です。医療専門職の名前や役割について学ぶためのツールとして、多職種連携教育ゲーム（Interprofessional Education Game：iPEG）[1, 2]や多職種連携教育カードゲーム（Interprofessional Education Trump：iPET）[3]があります（図3-1）。iPEGやiPETでは、共通の目標に向かって協同作業に取り組んだり、共通の体験を通じて医療専門職の理解と円滑なコミュニケーション能力を向上させたりする手助けになります。これらの体験を通じて、将来の医療現場における多職種連携の実践に役立てください。

ワーク

- iPEG、iPETをやってみましょう。
- 医療専門職の役割についてまとめてみましょう。
- 各医療専門職が他の職種とどのように連携しているか考えてみましょう。

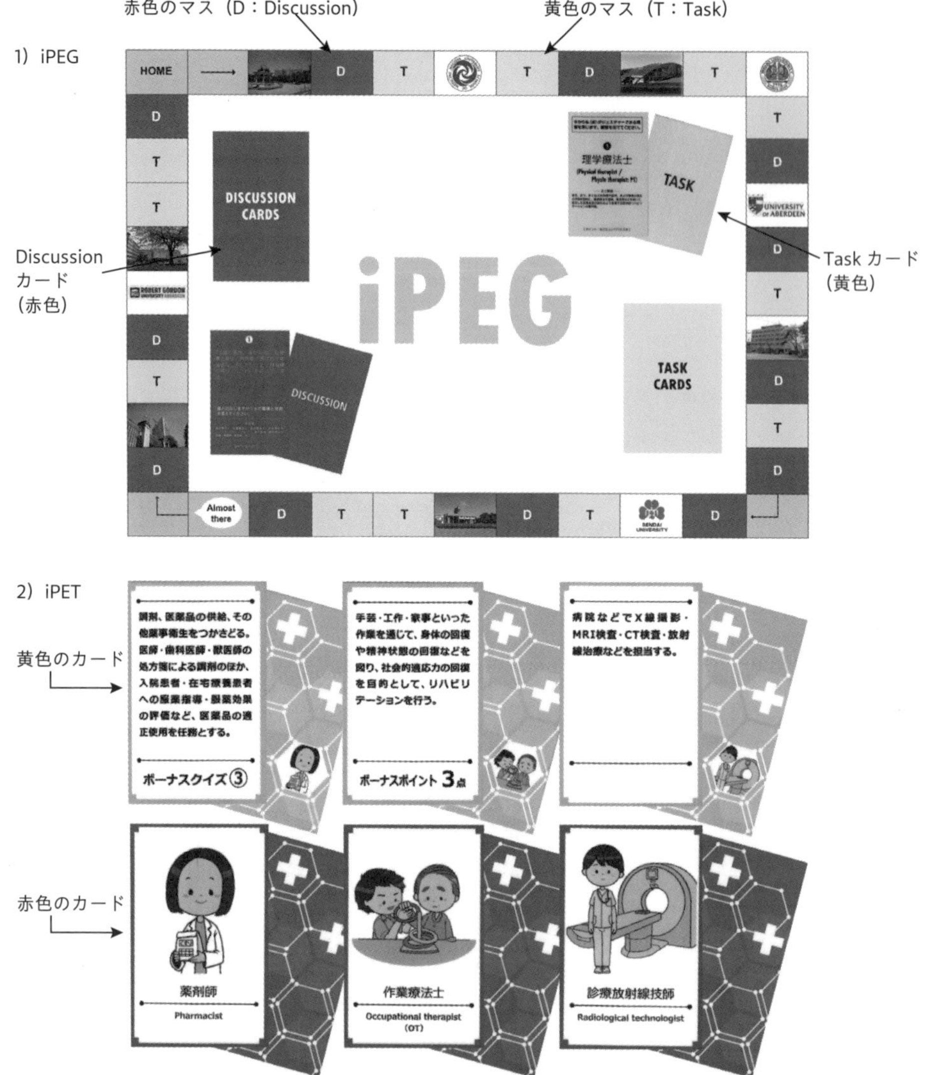

図 3-1　多職種連携教育ゲーム・カードゲーム
a）iPEG 日本語版（名古屋大学・名城大学バージョン 2017 年 12 月改訂版）
名古屋大学地域医療教育学講座がスコットランドのiPEGを日本語に翻訳して制作したグループ対抗のボードゲームです。制作に関わった大学（名古屋大学、名城大学、仙台大学）および原作者母校（アバディーン大学、ロバートゴードン大学）の建物の写真とロゴ、および赤色（D：Discussion）と黄色（T：Task）のマスで構成されたボードを使用します。同じグループの参加者は1つのボードを使用します。HOME にコマ（碁石）を置き、参加者は順番にサイコロを振って出た目の数だけコマを進めます。赤色のマス（D）に止まった時は Discussion カード（赤色 29 枚）、黄色のマス（T）に止まった時は Task カード（黄色 20 枚）を 1 枚引き、それ以外のマスに止まった時は次の参加者がサイコロを振って進行します。Discussion カード（赤色）には、症例に対応する職種とその役割の回答を求める質問が記載されており、カードを引いた参加者が他の参加者に質問します。Task カード（黄色）には、①ジェスチャーを示す、②絵に描く、③言葉で説明する、のいずれかの方法で、カードを引いた参加者が他の参加者に対して職種を説明する課題が記載されています。各カードには正解時の得点が記載されており、ゲーム終了時に獲得した得点をグループ間で競います。
b）iPET
名城大学薬学部病院薬学研究室が制作したカードゲームです。黄色のカードには職種の役割が記載されており、赤色のカードには職種のイメージと職種名が記載されています。読み手が黄色のカードの内容を読み上げ、参加者は対応する赤色のカードをとります。赤色のカード 1 枚につき 1 点を獲得できますが、黄色のカードにボーナスポイントの記載がある場合には 3 点を獲得することができます。ゲーム終了時に獲得した得点を個人間で競います。

各職種の役割

① 医師（Medical Doctor ／ Physician）

医学的な知識や技能により患者の健康状態を評価し、病気の診断・治療・予防などの医療行為を行う医療専門職のことです。健康管理や疾患予防の助言・指導を行い、病気の早期発見や治療法の選択を行います。大学や研究機関などに属して、病気の発症メカニズムの解明やその早期診断・治療・予防法の開発など、医学に関する様々な基礎的・臨床的な研究を行う研究医もいます。また、国際機関（世界保健機構など）や行政機関（厚生労働省、都道府県、保健所など）で医療保健福祉政策の策定・実施に携わる行政医（公衆衛生医）もいます。看護師、薬剤師、臨床検査技師、栄養士など多様な医療専門職に加え、教職専門職、福祉施設職員、および行政職員などと連携して、患者の健康状態の評価と治療・健康教育・健康相談・地域全体の健康と福祉の向上に努めています。

② 歯科医師（Dentist）

歯学の専門的な知識と技術に基づいて、主に口腔内の傷病（傷害、虫歯・歯周病、口内炎、口腔がん、不正咬合など）の診断・治療および予防を行う医療専門職のことです。義歯・冠・ブリッジなどの作成と調整、咀嚼・嚥下機能の評価・矯正・治療およびリハビリテーションを行い、適切な口腔ケアの提供と指導を行います。また、歯科口腔領域の疾病と全身の健康状態や身体疾患（心臓病や糖尿病など）との関連性を考慮した治療を行います。

歯科衛生士、歯科技工士、言語聴覚士、放射線技師などと連携し、歯科口腔領域の疾病の治療と予防を行い、患者の口腔健康の維持・向上に努めています。

③ 歯科衛生士（Dental Hygienist）

歯科診療の補助や虫歯・歯周病などの歯科疾患の予防処置（歯垢・歯石の除去など）、歯ブラシの使い方などの歯科保健指導を行う医療専門職のことです。

歯科医師、歯科技工士、言語聴覚士などと連携し、口腔健康の総合的なサポートと歯科口腔領域の疾病の予防に努めています。

④ 歯科技工士（Dental Technician）

歯科医師の指示書にしたがって、義歯・冠・ブリッジ・矯正装置などの作成・修理・加工を行う医療専門職のことです。高度な精密技工技術に加え、個々の患者に合わせた歯の色調や形状を把握する繊細な審美感覚をもとに口腔内に最適なものを作成します。

歯科医師や歯科衛生士と密に連携し、補綴物の作製とメンテナンスを行います。

⑤ 薬剤師（Pharmacist）

調剤、医薬品の供給、その他薬事衛生をつかさどることで、公衆衛生の向上・増進と国民の健康な生活を確保する医療専門職のことです。医師・歯科医師・獣医師の処方箋による調剤の他、患者との医療面接や薬歴・検査値などの確認を行い、病状・服薬状況・薬効および副作用・栄養状態などを把握し、必要に応じて処方提案や受診勧奨を行います。安心・安全に医薬品を使用できるように医薬品の適正使用を推進し、医療情報の管理・伝達や個々の患者の状態に応じた薬学的知見に基づく指導を行います。

医師、看護師、臨床検査技師、栄養士などの医療専門職、教職専門職、福祉施設職員、および行政職員と連携し、適切な薬物治療の提供や健康増進や公衆衛生の向上に努めています。

⑥ 看護師（Nurse）

医師の計画・指示に沿って、診察・処置・手術の補助、身体状態の観察・評価、医学的処置、療養上の世話・介護、疾病予防・健康増進の教育などを行う医療専門職のことです。患者の日常生活を支援するための療養生活の指導を行い、保健・医療・福祉の幅広い分野で人々に寄り添い、健康を守って生命と生活を支えます。

看護師は医師、薬剤師、臨床検査技師、放射線技師、栄養士、社会福祉士などと連携し、患者の健康状態や治療の評価と管理・薬剤管理・栄養指導、社会復帰支援などを行い、総合的な医療的ケアを提供します。

⑦ 保健師（Public Health Nurse）

保健所や地域包括支援センターに勤務し、健康に関連する情報の提供や指導、健康診断や予防接種などを行う医療専門職です。家庭訪問、健康相談、介護予防、疾病の早期発見、啓発など、さまざまな地域保健活動に携わります。

医師、看護師、薬剤師、栄養士、臨床心理士、社会福祉士と連携し、健康診断・健康相談・栄養指導・心理的サポート・福祉サービスを提供することにより、地域保険の総合的な支援を行います。

⑧ 助産師（Midwife）

主に妊娠から出産・産後までの各期にわたる母子のケアを行う医療専門職のことです。妊産婦の健康診査・保健指導や分娩介助・育児指導などのほか、性と生殖に関する相談・教育（思春期の性教育、プレコンセプションケア、家族計画、更年期教育など）を支援します。

妊産婦のケアにおいて、医師、産科看護師、麻酔科医、栄養士、臨床心理士、社会福祉士などと連携し、医学的相談・リスク管理・出産時の専門的ケア・栄養指導・心理的サポート・産後育児支援を提供することにより、母子の健康と福祉を支えます。

 栄養士（Dietician）

栄養と食の専門職として科学的根拠に基づく知識を持ち、学校・病院・保健所などで栄養指導を行う医療専門職のことです。主に栄養バランスのとれた献立作成や調理法の改善、食生活の指導などに携わり、健康づくり、生活習慣病の予防、疾病の重病化予防など疾病の1次、2次、3次予防に関わります。より専門的で複雑な栄養指導・管理業務には管理栄養士（Registered Dietician）が携わり、病態・病状の改善のために適正な栄養管理を行います。

医師、看護師、薬剤師、保健師、教職員などと連携し、健康状態に応じた栄養指導・栄養状態評価・食事の調整・疾病予防・地域での健康増進活動・食育プログラムの企画と実施などを行います。

 公認心理師（Certified Public Psychologist：CPP）・臨床心理士（Clinical Psychologist：CP）

公認心理師は公認心理師法に基づく国家資格であり、相談依頼者の心の健康を支援し、精神疾患、心身症、心理的問題・不適応行動などの援助・改善・予防を行う医療専門職のことです。状況に応じて、心理査定（アセスメント）・心理面接（カウンセリング）・関係者への面接・心の健康に関する教育および情報提供活動を行います。

臨床心理士は日本臨床心理士資格認定協会が認定する民間資格であり、相談依頼者が抱える種々の精神疾患や心身症、精神心理的問題・不適応行動などの援助・改善・予防、あるいは人々の精神的健康の回復・保持・増進・教育に寄与する医療専門職のことです。臨床心理学的査定（アセスメント）・臨床心理学的面接（カウンセリング）・地域援助・研究（臨床心理学）を通じて、相談依頼者のニーズに対応して適切なケアや支援を提供します。

病院や精神保健施設、教育機関、企業など様々な領域で活動し、医師、看護師、薬剤師、教職員、弁護士、警察官などと連携して、国民の心の健康と福祉の向上に努めています。

 診療放射線技師（Radiological Technologist）

病院などでX線撮影・コンピューター断層画像（Computed Tomography：CT）検査・磁気共鳴画像（Magnetic Resonance Imaging：MRI）検査・超音波検査・核医学検査・放射線治療などを行う医療専門職のことです。主に放射線を人体に対して照射する業務を行いますが、2021年より造影剤投与のための静脈路確保、造影剤注入装置による投与、投与後の抜針・止血を行えるようになりました。また、診療用放射線に係る安全管理業務（被ばく線量の管理など）を担当します。

医師（放射線科医や放射線腫瘍医など）、看護師、薬剤師などと連携し、放射線医学の専門知識と技能に基づいた画像診断や放射線治療に携わり、放射線業務の適正な運用により医療および公衆衛生の普及と向上に努めています。

⑫ 臨床検査技師（Medical Laboratory Technician）

血液検査・尿検査・微生物検査・輸血検査・病理検査・遺伝子検査などの検体検査や、心電図・肺機能検査・脳波・超音波検査などの生理機能検査を行う医療専門職のことです。医療機関において、病気の治療や予防に必要な様々な臨床検査を行い、迅速で精度が高く信頼性のある検査結果を提供します。

医師（病理医など）、看護師、薬剤師、放射線技師などと連携し、疾患の診断と治療に必要な生理学的検査に基づく情報を提供し、医療チーム全体の効果的な機能を支えることにより医療および公衆衛生の向上に努めています。

⑬ 細胞検査士（Cytotechnologist：CT）

細胞病理検査を専門業務とする病理検査室の医療専門職で臨床検査技師のことです。標本作製と顕微鏡による細胞の形態・色調・大きさ、配置などを観察し、異常な細胞（異型細胞・がん細胞など）や微生物（細菌・真菌など）を検出して、疾患に関連する細胞や病原体のスクリーニングを行います。

医師（病理医、細胞診専門医など）、臨床検査技師、放射線技師などと連携し、疾患の診断と治療に不可欠な細胞診標本の作成と細胞診断学の専門知識と技能に基づく情報を提供することにより、公衆の安全と健康の保持に努めています。

⑭ 理学療法士（Physical Therapist ／ Physiotherapist：PT）

病気やけがなどで身体機能障害・麻痺・後遺症のある人やその障害の発生が予測される人に対して、基本的動作能力の回復を図るため、体操・運動、電気刺激、マッサージ、温熱その他の物理療法を行う医療専門職のことです。座る、立つ、歩くなどの動作能力の回復や維持、および障害の悪化を予防し、自立した日常生活が送れるように支援します。

医師、看護師、作業療法士、言語聴覚士、医療ソーシャルワーカーなどと連携し、身体機能の回復を促進する理学療法プログラムを立案・実施することにより、医療の普及および向上に努めています。

⑮ 作業療法士（Occupational Therapist：OT）

身体または精神に障害のある人やそれが予測される人に対して、応用的動作能力または社会的適応能力の回復を図るため、手芸・工作・その他の作業を通じて生活機能を支える細かい動作の獲得を行う医療専門職のことです。作業には、日常生活活動、家事、仕事、趣味、遊び、対人交流、休養など、人が営む生活行為と、それを行うのに必要な心身の活動が含まれます。

医師、理学療法士、言語聴覚士、医療ソーシャルワーカー、精神保健福祉士などと連携し、日常生活への適応能力を向上させて生活の質を改善するための作業療法プログラムを立案・実施することにより、医療の普及および向上に努めています。

⑯ 言語聴覚士（Speech and Language Therapist：ST）

音声・言語・聴覚・嚥下機能に障害のある人に対して、検査・訓練などを行う医療専門職です。患者家族に対しても指導や援助を行います。生活や心理状態に合わせたコミュニケーション能力や嚥下機能の改善、および高次脳機能の回復を支援します。

医師、理学療法士、作業療法士、医療ソーシャルワーカー、精神保健福祉士などと連携し、コミュニケーション能力や嚥下機能、高次脳機能に関する問題を解決するための言語療法プログラムを立案・実施し、日常生活への適応を支援することにより、医療の普及および向上に努めています。

⑰ 視能訓練士（Certified Orthoptist：CO）

視力や視野に障がいのある人に対して、両眼視機能の回復のための矯正訓練および必要な検査を行う医療専門職のことです。

医師（眼科医）、看護師、理学療法士、作業療法士などと連携し、視力や視野に関する問題を解決するための両眼視機能を獲得・回復するプログラムを立案・実施することにより、医療の普及および向上に努めています。

⑱ 臨床工学技士（Medical Engineer：ME ／ Clinical Engineer：CE）

血液浄化装置・人工心肺装置・人工呼吸器などの生命維持管理装置の操作（政令で定める生命維持管理装置の先端部の身体への接続または除去を含む）および保守点検を行う医療専門職のことです。

医師、看護師、薬剤師などと連携し、生命維持管理装置や医療機器の操作、保守点検、品質管理、および適正な薬剤供給を実施することにより、医療における安全性と効率性を確保して医療の普及および向上に努めています。

⑲ 義肢装具士（Prosthetist and Orthotist：PO）

義肢・装具の装着部位の採型や義肢・装具の製作および身体への適合を行う医療専門職のことです。義肢装具製作事業所や病院・リハビリテーション施設において医療専門職と連携し、患者が快適に過ごせるように義肢・装具の調整を行います。

医師、看護師、理学療法士、作業療法士などと連携し、義肢や装具が患者の健康状態に合致するように調整し、日常生活やリハビリテーションプログラムに適応するのをサポートすることにより、医療の普及および向上に努めています。

⑳ 救命救急士（Emergency Life-saving Technician）

主に救急車に同乗し、病院までの搬送中に心肺停止などの緊急事態が起こった時に、医師の指示のもとで救命救急の処置を行う医療専門職のことです。

医師、看護師、薬剤師、診療放射線技師、臨床検査技師などと連携し、患者の生命を救うために必要な処置を実施し、正確な薬剤投与と適切な管理、患者状態のモニタリングとケア、および必要な検査の実施および結果の評価を行うことにより、医療の普及および向上に努めています。

（吉見　陽）

㉑ 社会福祉士（Social Worker）

身体上または精神上の障害や環境上の理由により日常生活を営むのに支障がある人に対して、福祉に関する相談に応じ、助言・指導および福祉・保健医療サービス提供者との連絡・調整などの支援を行う医療専門職のことです。病院や保健所などの医療機関で働いている医療ソーシャルワーカー（Medical Social Worker：MSW）は、幅広い社会資源や地域資源を把握し、患者・家族が抱える経済的・心理的・社会的な問題を社会福祉の観点から支援します[5-7]。

医師、看護師、保健師、介護福祉士、訪問介護員、介護支援専門員などと連携し、医療、保健、福祉それぞれのサービスが十分な連携の下に総合的に提供されるよう、所属機関の枠組みを超えた支援を行います。

㉒ 精神保健福祉士（Mental Health Social Worker：MHSW／Psychiatric Social Worker：PSW）

精神障害者に対して、地域相談支援の利用に関する相談、その他の社会復帰に関する相談に応じ、助言、指導、日常生活への適応のために必要な訓練その他の援助（相談援助）を行う医療専門職のことです[6,7]。

医師、看護師、保健師、介護福祉士、訪問介護員、介護支援専門員などと連携し、精神障害者や認知症患者の社会復帰や家庭復帰に対する支援を行います。

㉓ 介護福祉士〔ケアワーカー（Certified Care Worker)〕

身体上または精神上の障害により日常生活を営むのに支障がある人に対して、心身の状況に応じた介護を行い、その人および介護者に対して介護に関する指導を行う医療専門職のことです[6,7]。

医師、看護師と連携し、ホームヘルパーや施設の介護職員に対し、要介護者の自立支援のための介護の実践を行います。また、社会福祉士、精神保健福祉士、介護支援専門員と連携し、福祉サービスの提供、相談を行います。

㉔ 訪問介護員〔ホームヘルパー（Home Helper）〕

老衰や心身の障害等の理由により、日常生活に支障のある高齢者や障害者に対して、家庭を訪問して健康状態の管理や身体介護、および生活援助を行う医療専門職のことです[5,8]。

医師、薬剤師、看護師、保健師、介護福祉士、訪問介護員、介護支援専門員などと連携して、要介護認定を受けた高齢者の自宅を訪問し、日常生活上の援助を行います。

㉕ 介護支援専門員〔ケアマネジャー（Care Manager）〕

介護保険制度で要介護認定のための訪問調査やケアプラン作りなどを行う医療専門職です。要介護者または要支援者の心身の状況に応じて適切なサービスを利用できるように、市町村や居宅サービス事業者などとの連絡調整を行います[5-7]。

医師、看護師、保健師、社会福祉士、介護福祉士、訪問介護員などと連携して、介護保険サービスを利用する際に、多面的に高齢者を支援します。

㉖ 診療情報管理士（Health Information Manager：HIM）

診療情報を適切に精査・管理し、そこに含まれる情報を処理・分析して多目的に活用することにより、医療の安全管理、質の向上、および病院の経営管理の支援を行う医療専門職のことです[7]。

医師、薬剤師、看護師等医療機関で働く専門職と連携して、カルテの保管・管理、診療記録の精度向上などに携わります。

㉗ 医療情報技師（Healthcare Information Technologist）

高度な情報通信技術の知識と技能により、診療情報を的確に収集・処理・伝送できる医療情報システム（電子カルテなど）を構築・運用・管理し、データベースに蓄積された大量の診療情報の処理・分析などを行う医療専門職のことです[7]。

医療機関で働く専門職と連携して、医療情報システムの構築・管理・保守などに携わります。

医療事務（Medical Assistant）・医師事務作業補助者〔医療クラーク（Medical Clark）〕

医療機関における医療保険事務業務（診療報酬請求事務）の他、窓口業務や診療情報管理、医師事務作業補助を行う医療専門職のことです[9]。

医療機関で働く専門職と連携して、診療報酬の請求や患者・患者家族への応対、他の医療機関、役所、マスコミなどへの接遇業務を行います。

㉙ 宗教家〔Spiritual Care Provider ／チャプレン（Chaplain)〕

患者およびその家族、医療スタッフに対して、身体的苦痛、社会的苦痛、心理的苦痛ならびに死に直面した患者が抱える苦痛などの緩和を目的としてスピリチュアルケアまたは宗教的ケアを行う医療聖職者のことです[10]。

医師、看護師、心理士等と連携して、疾病、災害などにより身体的苦痛、社会的苦痛、心理的苦痛を有する方々の心のケアを行います。

（守屋　友加）

おわりに

チーム医療の実践には、自職種の専門性および責任を自覚するとともに他の職種の役割を理解し、互いに尊重して意見交換できる関係性の構築が根底にあります。チーム医療の中心に位置するのは患者およびその家族であり、主体的かつ積極的に参加してもらえるように働きかけることも重要となります。患者およびその家族の希望を汲み取り、適切な医療・福祉サービスにつなげることが納得できる医療の実現に導くことになるでしょう。医療従事者がどのような医療を提供するかによって、患者や家族の生活にも大きく影響する可能性があります。円滑な多職種連携によるチーム医療の実践に向けて、積極的に IPE プログラムに参加し、共に学び、共に考えてみましょう。

（吉見　陽）

【参考文献】

1）Joseph S, et al. Playing interprofessional games: reflections on using the Interprofessional Education Game (iPEG). J Interprof Care. 2015; 29(3): 260-262. doi: 10.3109/13561820.2014.942839

2）末松 三奈, 他. 多職種連携教育ゲーム（Interprofessional Education Game：iPEG）日本語版の開発. 医学教育. 2019; 50(2): 199-202. doi: 10.11307/mededjapan.50.2_199

3）【2020 年度実施分】共通教材を活用した医療・福祉系大学協働による多職種連携教育の実践 [Internet]. 亀井 浩行 ; 2020 年 12 月（参照 2023 年 7 月 27 日）https://www.meijo-u.ac.jp/about/ms26/manabi/activity/No2020-56.html

4）NPO 法人日本医療ソーシャルワーク研究会. 医療福祉総合ガイドブック 2023 年度版. 東京：医学書院 ; 2023. p. 17-46.

5）結城 康弘, 他. 介護・福祉の仕事がわかる本. 東京：日本実業出版社 ; 2012. p. 26-46.

6) 星 雅丈. 医療情報の基礎知識 改定第 2 版. 東京 : 南江堂 ; 2019. p. 24-34.

7) 結城 康弘, 他. 介護・福祉の仕事がわかる本. 東京 : 日本実業出版社 ; 2012. p.112-132.

8) 木津 正昭. 最新医療事務入門 2023 年版. 東京 : 医学通信社 ; 2023. p. 1-10.

9) 中井珠恵. スピリチュアルケア入門. 東京 : ヨベル ; 2022.

ワークシート：医療職種の主な職場、役割、他の職種との連携

代表的な医療専門職の主な職場、役割、および他の職種との連携について、以下のワークシートにまとめてみましょう

職種	主な職場	役割	他の職種との連携
医師			
歯科医師			
薬剤師			
看護師			

職種	主な職場	役割	他の職種との連携

第4章 薬剤師と代表的な医療専門職(種)(医師や看護師)との連携の仕方

はじめに

2010年に「チーム医療において、薬剤の専門家である薬剤師が主体的に薬物療法に参加することが有用である」とする厚生労働省医政局長通知[1)]が提示され、病棟で薬剤師が活躍する基盤が構築されました。平成22年度（2010年度）診療報酬改定の結果検証に係る特別調査〔平成23年度調査（2011年度）〕では、病棟に配置された薬剤師は、勤務医と連携して、多岐にわたる病棟での業務を実施していることが明らかになっています[2)]。たとえば、「薬剤関連のインシデントが減少した」「患者に応じ、より適した薬物療法が可能となり、患者のQOLの向上につながった」との医師の意見が聞かれています[2)]。このような背景から、薬剤師の病棟活動を診療報酬で評価する「病棟薬剤業務実施加算（病棟加算）」[3)]が2012年に導入され、施設基準を満たしていれば、薬剤師の業務負担に見合った報酬が支払われるようになりました。

薬剤師は一番人数の多い医療専門職である看護師とも連携します[4)]。現在、社会の変化に伴い、看護職の活躍する場は広がっています。病院やクリニック以外にも、たとえば、在宅では訪問看護ステーション、高齢者向け住まいでは特別養護老人ホーム、介護老人保健施設や有料老人ホーム、企業では健康管理室、治験コーディネーターなどがあり、薬剤師の活躍の場とも類似しています。看護師は「保健師助産師看護師法」[5)]に規定されているように「療養上の世話」または「診療の補助」を行うこととなっていますが、活動の場の広がりにより、その対象は狭義の「患者」だけではなくなっています。たとえば、治療が必要になる前の段階である健康増進、新たな疾病予防や早期発見も看護師の重要な視点のひとつです。療養上の世話とありますが、対象者の日常生活を基にしたアセスメントも看護師の専門性のひとつです。「看護職の倫理綱領」[6)]には看護の実践にあたって人権を尊重することが明示されており、対象者の尊厳の保持も看護職の責任の範囲として含まれます。このように、看護師は様々な状況における対象者のニーズを汲み取り、自身の専門性と役割を認識して看護を提供します。

近年、病院・保険薬局の薬剤師の業務内容は多岐にわたっていますが、他の医療専門職である医師・看護師と密に連携することで、より質の高い薬学的管理が可能となります。そのため、薬剤師は、病棟や在宅医療などの場面において、他職種と連携するための提案能力や調整能力を身につけ、積極的にスキルを高めていくことが必要です。

本章では、薬剤師、医師、看護師がどのように連携していくかについて、病院や保険薬局で想定されるそれぞれの立場で概説します。

（亀井　浩行、末松　三奈、長谷川　奈々子）

❶ 薬剤師→医師・看護師

i 病院での薬剤師と医師・看護師との連携の仕方（図 4-1）

病院における薬剤師の病棟業務の目的は、入院患者に対して、最適な薬物療法を実施することで有効性・安全性の向上を目指すことです。薬剤師には薬学の専門性を生かし、チーム医療の一員としての役割を発揮することが期待されています。病棟業務には主に、入院患者の投薬前に実施する業務（病棟薬剤業務）と投与後に実施する業務（薬剤師管理指導業務）に大別されます。

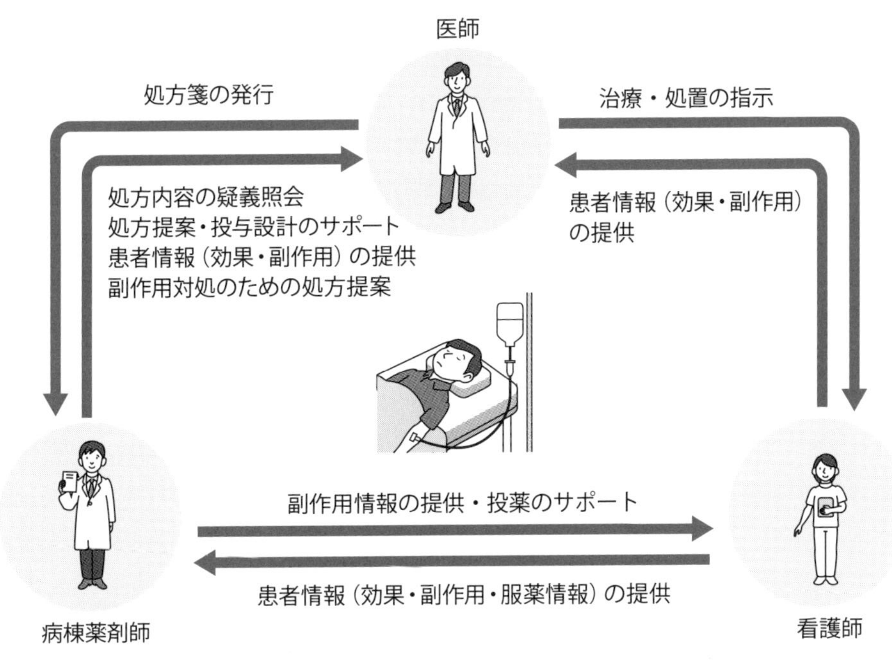

図 4-1　病院（病棟）における連携

薬剤師と医師との連携（病棟）

チーム医療が推進され、薬剤師の病棟での業務に期待される役割は大きく、薬剤師と医師との連携は必要不可欠です。薬剤師は、勤務医と連携して、多岐にわたる病棟での業務を実施していることが明らかになっています。

入院時の連携

入院患者の診療録や面談より、患者情報を収集し、特に診療録（カルテ）に記載がない副作用歴、アレルギー歴があった場合は、医師との情報共有のため記録しておきます。入院患者の持参薬の有無を確認し、持参薬の有無、薬剤名、規格、剤形等を確認（持参薬の鑑別）し、服薬計画を医師に提案します。

薬物治療が開始される前に、得られた患者情報から処方設計に参加し、医師に処方提案を行います。たとえば、入院患者に意識障害や嚥下障害が見られる場合、経鼻胃管などから薬剤を投与する際は、粉砕が可能かどうか、安全性の面から舌下錠、腸溶錠や徐放性製剤は粉砕不可となる情報を提供することや注射剤などの代替え薬の処方提案を行います。抗血栓薬服用患者では、手術前に薬剤の種類によっては、半減期などのデータから継続または中止などの情報提供が必要になります。

入院中の連携

入院患者における患者の薬剤管理、服薬指導やその他の薬学的管理指導（処方された薬剤の投与量、投与方法、投与速度・配合変化・配合禁忌（点滴・注射などの場合）、相互作用、重複投薬などに関する確認を行います。患者の状態を適宜確認することによる効果、副作用等に関する状況を把握・記録し、必要時には医師に直接説明を行います。

注射薬の場合、配合変化や服用薬との相互作用の確認、作用の持続あるいは副作用の軽減の目的で患者の検査データに基づいた適正な投与速度などの提案が重要になります。特にハイリスク薬に定義されている医薬品[7]（抗悪性腫瘍剤、免疫抑制剤、不整脈用剤、抗てんかん剤、血液凝固阻止剤、ジギタリス製剤、テオフィリン製剤、注射用カリウム製剤、精神神経用剤、糖尿病用剤、膵臓ホルモン剤、抗 HIV 薬）による治療を受ける患者には、それぞれの特性にあった薬学的管理を提供する必要があり、重点的に、医師への副作用回避や有効性確保のための処方提案が必要になります。なかでもがん化学療法においては、投薬開始前では、医師に対して、副作用の発現時期、その対策と予防方法、抗がん剤の投与量や投薬計画などの詳細な確認を行うことが重要です。特に投与当日の検査結果を参考に、抗がん剤の投与スケジュール（投与量、投与速度、休薬期間など）が適切かどうか、同時に吐き気止めなどの服用薬の処方の確認を行います。患者一人ひとりに合った投薬準備を慎重に行い、場合によっては医師に問い合わせを行います。投薬後においては、患者の自覚症状、臨床検査値などのモニタリングを行い、副作用対策や検査の実施の提案を行います。具体的には麻薬などを用いた疼痛管理のための薬剤追加や変更の提案、便秘が長く続く患者への下剤処方の提案や、不眠患者の睡眠薬の選択などの提案、より狭域なスペクトルや組織移行性を考慮した抗菌剤への変更の提案などが挙げられます。

退院時の連携

退院時の服薬指導では、薬の服用方法、使用方法、保管方法の指導だけでなく、期待される効果や起こり得る副作用、その発現時期や自覚症状および対策についても説明し、服薬指導を通じて得られた患者情報は必要に応じて医師へ文書で情報提供する必要があります。

退院時カンファレンスに積極的に参加し、医師、看護師などの多職種と情報共有し、患者の在宅療養に移行する際の問題点の打ち合わせを行い、在宅医療を支援します。特に自宅での看護を希望する末期がん患者では、医療用麻薬と中心静脈栄養を用いた療養が必要になります。カンファレンスの場で医療用麻薬の種類や使用頻度、中心静脈栄養に用いる輸液の種類や点滴速度、点滴に用いるチューブなどの医療材料・衛生材料の確認、併存疾患に用いる併用薬などの確認を行います。薬剤師による在宅訪問が必要な場合は保険薬局の薬剤師との連携も必要になります。

薬剤師と看護師との連携（病棟）

看護師は患者とその家族にとって最も近い存在であり、身体面のみならず精神面の関与も大きく、入退院における看護師からの患者情報は病棟での適正な薬物療法に不可欠です。

入院時の連携

入院患者の持参薬の服用状況や服薬の自己管理ができるかどうかなどの詳しい情報を看護師から聞き取ります。看護師による患者へのアセスメントにおいて、患者の病気や治療に対する向き合う姿勢、手指機能、視力、聴力などは、服薬指導や退院後に向けた支援において有用な情報となります。

入院中の連携

入院患者への処方薬の効能・効果や副作用に関する情報、特に重症化すると治療中断を余儀なくされる副作用情報を看護師に伝えます。日常的に患者と接する機会が多い看護師からは、患者の今の様子や服薬状況や薬の治療効果、副作用の兆候などについて聞き取り、医師への処方提案に活かします。

看護師への副作用情報の提供の具体例では、ベッドや室内での転倒・転落に影響を及ぼす薬剤（睡眠薬などの向精神薬、降圧剤など）や問題行動を誘発する薬剤（睡眠薬などの向精神薬、排尿障害改善薬、抗ヒスタミン薬など）を服用している患者への注意喚起などであり、これらの副作用の有無を早期に聞き取ることで、その対処について医師に提案します。看護師からは、服薬に関する障害（嚥下、認知、手指機能等）の程度と使用中の薬の患者からの剤形評価などの情報を取得し、医師への剤形変更の提案につなげていきます。看護記録や聞き取りから、患者の食事（食欲、味覚、口喝、吐き気等）、排せつ（尿や便の出具合や状態等）、睡眠（睡眠の質、時間、不眠の種類、日中の傾眠等）、運動（歩行状態、ふるえ、めまい等）の日常の生活・動作状況から副作用の早期発見などに努めます。

看護師は患者の心理状態や性格、特徴などを把握していることから、抗がん剤の副作用などを患者に説明する前は、看護師からの患者情報を前もって聞き取ることで、服薬説明に活かします。患者の副作用に対する不安が強いことや認知力・理解力が低下している場合にも、どの程度の説明が必要なのかを看護師から聞き取っておくことが大切です。これは抗がん剤に限らず、他の薬剤についても同様です。がん患者などにおける痛みの強さは継続的にペインスケールなどを用いて評価する必要があり、看護師が患者に行うペインスケール評価を参考に、麻薬を含めた鎮痛薬の選択と投与のタイミングを提案することができます。

退院時の連携

退院時には、継続して服薬を行うに際し、家族の介助が必要であれば患者の生活の中でどのタイミングで可能であるかなど看護師からの情報をもとに、服薬計画を医師に提案します。たとえば、家族が日中不在なことが多ければ、1日3回朝昼夕の毎食後の服薬回数を朝、夕食後の1日2回の回数に減らせるよう工夫することが可能となり、服薬アドヒアランスも向上します。

ii 保険薬局における薬剤師と医師・看護師との連携の仕方（図 4-2）

近年、かかりつけ薬局・かかりつけ薬剤師としての薬の一元的・継続的管理が重要視されています。2021 年から「地域連携薬局」と「専門医療機関連携薬局」の認定制度が始まり、医療機関や他の薬局と連携しながら、専門的でより高度な薬学的管理を行う体制も整いつつあります。今後、在宅医療を主体とする地域包括ケアなどの地域医療・介護における切れ目のない薬学的ケアに対応し、地域における薬物治療をサポートしていくためには、医師・看護師などの他職種との連携が不可欠となります。一方、保険薬局の薬剤師は、病院の薬剤師と異なり、医師・看護師と直接会ってコミュニケーションを取る機会が少ないことから、その連携には電話や書面での連絡をより密に行う必要があります。

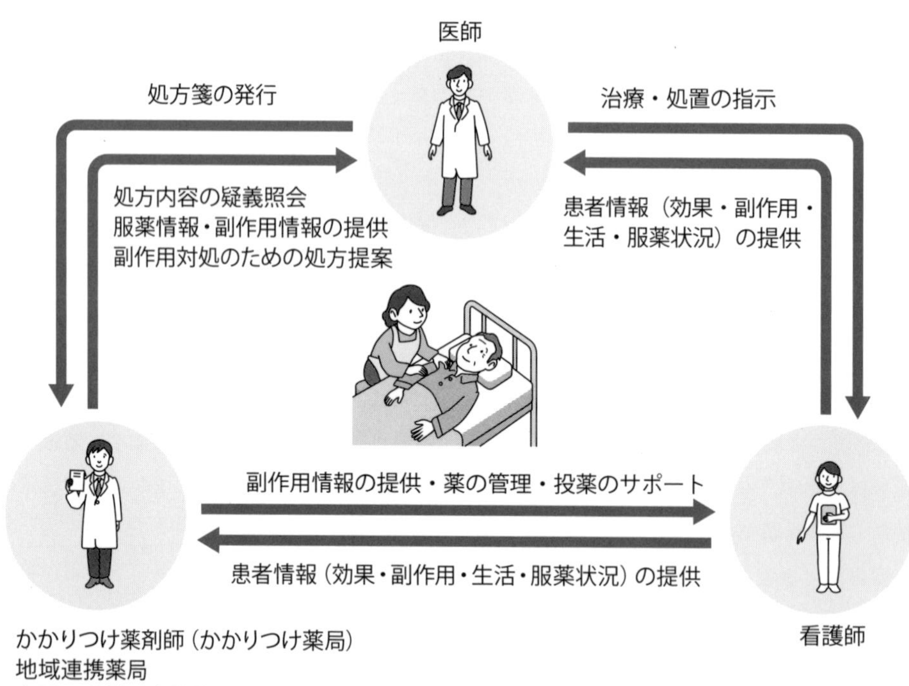

図 4-2　保険薬局（在宅）における連携

薬剤師と医師との連携（保険薬局・在宅医療など）

処方医の処方内容を確認し、適切に調剤を行いますが、処方箋に疑義がある場合は、処方医に対して疑義照会を行います。患者との面談を通じて入手した情報をもとに、必要に応じて、処方医に対して問い合わせや処方提案を実施することが必要です。患者に薬を渡した後も患者の状態を継続的に把握し、服薬情報や副作用等の情報については、処方医へのフィードバックを行うとともに、飲み残しがある場合には残薬管理を行ったり、処方変更を提案したりすることが必要です。この提案にはトレーシングレポート（服薬情報提供書）を活用します。トレーシングレポートは、緊急性や即時性は低いものの、服薬指導や服薬フォローアップを行った際に得られた患者の薬物療法に有用な情報を、処方医に報告する手段です。トレーシングレポートを用いて、患者の服薬状況、残薬の状況、併用薬と相互作用の有無、副作用の発生・経過、他科・他院の受診情報、患者が医師に伝えていない症状などを処方医に積極的に情報提供することで、医師の診療に貢献することができます。高齢者において問題となっているポリファーマシーの解消においても処方医への提案が重要になります。ポリファーマシーは、単に服用する薬剤数が多いのみならず、それに関連して薬物有害事象のリスク増加、服用過誤、服薬アドヒアランス低下などの問題につながる状態をいいます[8)]。特に高齢者の場合は、高血圧、糖尿病、腎障害などのいくつかの疾患を併発することが多く、それぞれの疾患に対して薬が 2 ～ 3 種類処方され、服用薬剤数が疾患数に伴い足し算的に増え、結果的に多剤併用となることがポリファーマシーの大きな原因となっています。高齢者では加齢により、肝臓や腎臓の機能が低下しており、薬が代謝・分解されにくく、尿として排出しにくくなっています。そのため、体内に薬が蓄積しやすく、一般成人の適正な薬用量であっても、結果的に過剰投与になってしまうことも原因として挙げられます。保険薬局の薬剤師は一律の剤数／種類数のみに着目するのではなく、これらの高齢者の背景情報に十分注意を払い、安全性の確保等から処方内容の適正化や処方医への減薬・減量の処方提案を行うことが求められています。

かかりつけ薬局（かかりつけ薬剤師）は、患者が受診しているすべての医療機関を把握し、担当患者に対して 24 時間体制で相談に応じることが求められています。必要に応じて患者宅を訪問し、薬の管理を行い、服薬状況や指導内容を担当医に情報提供します。この在宅業務においては、患者の状況に合わせて適切に薬剤管理や服薬指導を行う必要があります。しかし、患者の情報を医師と共有する場面において、連絡ノートや電子カルテを共有する、電話で説明するなど、直接顔を合わせずにコミュニケーションをとることが多々あります。その際に適切な説明を行い、チームで意思疎通が取れるかどうかが重要であり、これが患者ケアに大きく影響します。患者の体調変化や嚥下状態の変化、栄養状態、生活スタイル、性格や家庭環境なども把握した上で、よりよい薬物療法を模索して提案できる能力が求められます。先述した高齢者のポリファーマシーの形成には大きく 2 つの原因が考えられます。第一には、新たに病状、病気が見つかるたびに、複数の診療科や医療機関を受診し、それぞれの医療機関から、2 ～ 3 種類の薬剤が足し算的に積み重なり、結果的に同じ種類の薬が重複するケース（重複処方）です[9)]。第二に、たとえば便秘などの薬物有害事象が発生した場合、これに対処するために薬が新たに処方されるといった薬物有害事象に薬で対処し続ける処方カスケードと呼ばれる悪循環に陥るケースです[10)]。そのため、かかりつけ薬剤師は、重複処方や処方カスケードが起こらないようにする対策として、医師による診療が開始される際に、対象患者の薬の処方状況全体や他の医療機関で処方された重複する薬剤がないかどうかの情報提供を行うことが重要になります。

要指導医薬品等や健康食品の購入目的で来局した利用者からの相談はもとより、地域住民からの健康に関する相談に適切に対応します。その面談を通じて、必要に応じて医療機関への受診や健診の受診勧奨を行うことが 健康サポート薬局[10] としての機能を果たす上で重要です。具体的には、医薬品等の安全かつ適正な使用に関する助言を行うこと、健康の維持・増進に関する相談を幅広く受け付け、必要に応じ、かかりつけ医をはじめとした適切な専門職種や関係機関に紹介することです。また、地域の薬局の中で率先して地域住民の健康サポートを積極的かつ具体的に実施すること（たとえば、薬剤師による薬の相談会の開催や禁煙相談の実施、健診の受診勧奨や認知症早期発見につなげる取り組み、医師や保健師と連携した糖尿病予防教室や管理栄養士と連携した栄養相談会の開催などが挙げられます)、地域の薬局への情報発信、取組支援等を行うといった積極的な取組を実施することなどがあります。

地域連携薬局[11] においては、外来受診時だけではなく、在宅医療への対応や入退院時を含め、他の医療機関との服薬情報の一元的・継続的な情報連携に対応できる薬局であることが求められています。具体的には以下の役割が挙げられます：①ハイリスク薬等を服用する外来患者が地域連携薬局に来局した際に、患者から服薬状況や副作用の発生の有無などの服薬情報を入手し、医療機関に勤務する医師等に提供すること、②入院時には、医療機関において適切な薬学的管理を行うため、地域連携薬局が有する患者の入院前の服薬情報等を医療機関に勤務する医師、薬剤師等に提供すること、③退院時には、退院後に地域連携薬局が適切な薬学的管理を行うため、退院時カンファレンスに参加し、医療機関に勤務する医師、薬剤師等から入院時の服薬情報や退院後の療養上の留意点等について必要な指示・情報提供等を受けること、④在宅医療を行う際には、主治医の指示等に基づいて地域連携薬局が居宅等において適切に薬学的管理を行うため、在宅における服薬状況等を適切に把握し、患者の薬物療法等に必要となる薬剤や医療材料等の情報とともに、医療機関に勤務する医師、薬剤師等に提供すること、などです。

専門医療機関連携薬局[11] においては、がん等の専門的な薬学管理が必要な患者に対して、他の医療機関との密な連携を取りつつ、より高度な薬学管理や、高い専門性が求められていることから、具体的には以下の役割が挙げられます：①がん治療を行った医療機関における患者の治療方針（レジメン等）を理解し、当該患者の服薬情報を把握するとともに、副作用等の必要な情報を入手し、がん治療に係る医療機関の医師、薬剤師等に提供すること（これには、抗がん剤服用時などに、発熱等の副作用が生じた際に、当該患者に担当医への受診を促すなどの対応も含まれます)、②外来化学療法で治療を受けているがん患者が在宅医療に移行する際には、主治医の指示等に基づいて居宅等を訪問する保険薬局の薬剤師が適切に薬学的管理を行うため、がん治療に係る医療機関の治療方針や服薬情報を当該薬局に提供すること、です。

薬剤師と看護師（訪問看護師）との連携（保険薬局・在宅医療など）

在宅医療において、日常的に患者と接する機会が多い看護師（たとえば訪問看護師）から、患者の今の様子や服薬状況や薬の治療効果、副作用の兆候などの情報を通じて、主治医への処方提案に活かします。

看護師からの副作用の情報提供から、ベッドや室内での転倒が多い場合は、睡眠薬などの向精神薬、降圧剤などの影響が考えられます。これらの副作用の有無を早期に聞き取ることで、その対処について医師に提案します。服薬に関する嚥下障害の程度から剤形評価などの情報を取得し、医師への剤形変更（口腔内崩壊錠、液剤、貼付剤など）の提案を検討します。

居宅の患者の服用状況や服薬の自己管理ができているかどうかなどの詳しい情報を看護師から、書面や電話などから情報を得ます。具体的には、独居の高齢患者の場合、家族からのサポートが得られず、飲み残しや飲み忘れなどが多いことから、この対策として、薬剤師が訪問して、定期的にお薬カレンダーにセットし、適正に服薬できているかどうかの確認を看護師に依頼します。その後、看護師から、服薬状況などに問題があることの連絡を受けた場合は、さらにその対応（薬の種類や剤数を減らし、剤形を変更するなど）を行います。たとえば、降圧剤や胃薬は同種の２～３剤を１剤にまとめたり、１日に毎食後３回服用している薬を１日２回や１回と服薬回数を減らしたりする工夫が推奨されます。

退院患者が、入院前に居宅で服用していた薬（OTC 薬、サプリメントや食事も含む）と退院時の処方薬の重複や相互作用などを確認し、薬を整理することで、看護師が日常生活の支援（患者ケア）に多くの時間を注ぐことができ、在宅業務に集中できるようになります。たとえば、薬と食物や健康食品との相互作用では、摂取した食物や健康食品が薬の作用に影響し、薬の効果が増強したり減弱したり、薬物有害事象のリスクが高まったりします。胃潰瘍治療薬であるヒスタミン H_2 ブロッカーのシメチジンは、カフェインの代謝酵素を阻害し、茶やコーヒー中のカフェインの中枢興奮作用を増強させ、振戦、不整脈、めまい、不眠などが発症することがあります。血栓を予防するワルファリンカリウムを服用中に納豆を食べると、ワルファリンカリウムによる血液凝固機能の低下作用を阻害します。サプリメントのセント･ジョーンズ･ワートは、その代謝酵素誘導作用により、血液凝固防止薬のワルファリンカリウム、免疫抑制薬のシクロスポリン、タクロリムス、強心薬のジゴキシン、気管支拡張薬のテオフィリン、抗てんかん薬のフェニトインやカルバマゼピンなどの効果を減弱します。

がん患者の緩和ケアにおいて、先述した病棟での業務と同様に、看護師が患者に行うペインスケール評価を参考に、オピオイドを含めた鎮痛薬の選択と投与のタイミングを提案することができます。看護師から得た睡眠、食事、排便などの情報をもとに、その状況に応じた睡眠薬、栄養サポート、下剤などの適切な処方提案が可能となります。がん患者に限らず、患者の体調変化や嚥下状態の変化、栄養状態、生活スタイル、性格や家庭環境なども看護師から得た情報とともに十分把握した上で、より適切な薬剤選択・薬剤管理につなげていく必要があります。

ワーク

薬剤師が以下の患者のケアをする場合に、薬剤師から医師や看護師に情報提供する内容や依頼事項についてまとめてみましょう。

症例：がん治療で吐気のコントロールがうまくできていない患者

・薬剤師としてのケアの視点について：

・主治医への情報提供内容と依頼事項について：

・看護師への情報提供内容と依頼事項について：

（亀井　浩行）

❷ 医師→薬剤師・看護師

i 病院での医師と薬剤師・看護師との連携の仕方

医師は、患者の診断と治療計画を担当します。そのために他の医療専門職と協力し、必要な情報を収集し適切に統合する必要があります。入院患者に対しては、入院時より薬剤師・看護師を中心とした他職種と連携して患者の状態や進行に応じて適切な治療を行います。カルテ

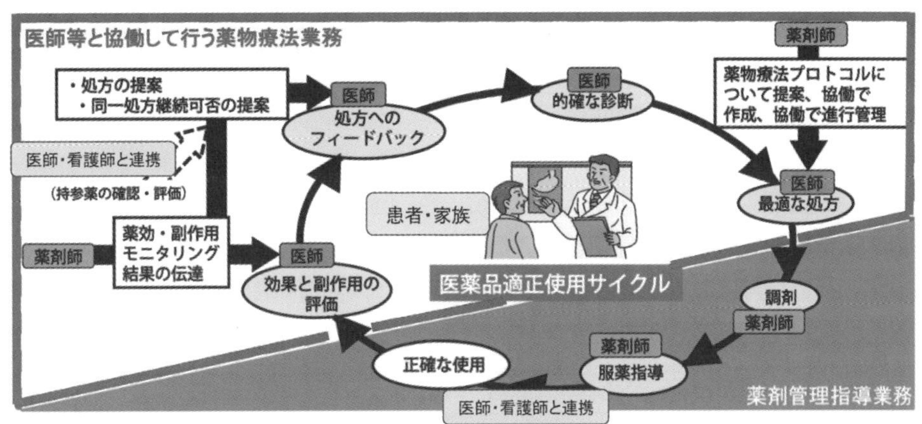

図 4-3 入院患者の薬物療法における医師と薬剤師・看護師との連携イメージ
厚生労働省：医療従事者の負担軽減について（その 2）[12] より一部加筆して引用

に入力された他職種からの情報や病棟カンファレンス・回診などの場を生かし、他職種と密にコミュニケーションを取ることが重要です。

医師と薬剤師との連携（病棟）

医師の中には、病棟で薬剤師を見かけることが少なかった過去の経験から、どのように連携を取ればよいか戸惑いを感じている場合があります。病棟での薬剤師の業務は、薬剤管理指導業務とその他薬剤関連業務に分類でき、医師等の負担軽減、医療安全の向上につながります [13]。

入院時の連携

医師は、外来または救急外来で入院治療が必要かどうか判断します。入院が必要と判断された患者の治療は、外来の担当の医師がそのまま入院中の治療を行う場合もありますが、異なる場合もあります。入院中の治療を担当する医師（担当の医師）は、入院時にそれまでに服用していた薬剤について、（紹介患者であれば）診療情報提供書・お薬手帳・家族や本人からの情報などから現在の服薬について情報を得ます。しかし、すべての薬剤を把握しきれない場合も多々あり、薬剤師や看護師からの情報が大変役に立ちます。特に薬剤を継続するか、あるいは中止・変更などが必要かの判断を病状に合わせて行う際に確かな情報を提供してもらえることを期待しています。たとえば、意識障害の患者を担当する場合には、意識障害の原因となる薬剤が含まれていないかどうかなども大変重要な情報となるため、薬剤師に情報を求めます。

担当の医師は、薬剤師および看護師と共に、入院前の服薬についての情報を整理します。検査データから腎機能に応じた適切な投与量について、手術前の抗血小板薬など中止薬が適切に中止されているかどうか、患者が指示どおりに正しく薬剤を服用できているかなど、持参薬について薬剤師から意見をもらって判断します。それと同時に、新たに必要な薬剤を投与する際には、相互作用や副作用についてなどの情報が至急必要となるため、薬剤師による適切な助言を期待します。特に、意識障害あるいは嚥下障害のある患者の場合は、投与方法が限られてき

表 4-1　担当の医師が入院時に身体診察以外に参考にする情報（筆者経験より作成）

1. 患者・家族との医療面接で得られた情報
2. 紹介患者であれば、診療情報提供書
3. 自院外来通院患者であれば、診療記録（カルテ）に記載された情報
4. お薬手帳
5.（小児であれば）母子健康手帳
6. 薬剤師からの情報
7. 看護師からの情報（看護記録含む）
8. その他の職種からの情報（例：社会福祉士、ケアマネージャーなど）

ますので、経鼻胃管などから投与する際には粉砕可能かどうか、または注射薬への変更が必要かどうかなど、看護師とともに情報を入手して判断する必要があります。

入院中の連携

入院中に担当の医師が薬剤師に期待することは、治療薬による副作用の出現の有無やその対処法、患者の状態に合わせた服薬方法と剤形の提案などです。特に注射薬を使用する際には投与方法について、混注可能な薬剤かどうか、側管から注入してよいか、投与速度などの情報も薬剤師から意見をもらって、看護師に指示します。経口摂取が長期間困難な患者には、中心静脈栄養が必要となるので、その際にも薬剤師に依頼して内容を検討します。栄養サポートチーム（Nutrition Support Team：NST）を設置している病院もあり、そのメンバー内でのディスカッションを行う場面などが、多職種カンファレンスの具体例としてイメージしやすいと思います。NST は、医師・薬剤師・看護師・栄養士・理学療法士・作業療法士・臨床検査技師などの職種がひとつのチームを形成して、院内の対象となる患者を定期的に検討していく多職種連携チーム[14]です。薬剤師は、検査所見から栄養状態に応じた点滴製剤の情報提供を行い提案します。

その他、感染対策チーム、循環器チーム、がん化学療法チームなども薬剤師が活躍している具体例として挙げられます[15]。感染制御の観点から、抗菌薬の選択について、医師に助言し、血中濃度検査測定を促します。薬剤師が体内動態解析に基づき、維持投与量と処方設計して提案します。耐性ブドウ球菌用抗菌薬のバンコマイシンなどが該当します。循環器チームにおける薬剤師の役割として、抗凝固療法のワルファリンカリウムの投与量を医師に提案します。ワルファリンカリウムは、脳梗塞予防などに広く使用されていますが、薬の投与量に大きな個人差があるため、定期的なモニタリングによる投与量の調整が必要です。がん化学療法を行う際には、医師が注射抗がん剤を処方オーダーすると、薬剤部ではレジメン処方箋に基づいた調剤を行い、薬剤師が看護師と連携し投与スケジュールの薬学的評価と確認、患者と面談してスケジュールと薬効、副作用と対策を説明します。薬剤師の処方提案により、リスクマネジメントが可能となり、また副作用の軽減、治療継続性の向上などが期待されます。

退院時の連携

退院時のカンファレンスを例に挙げて概説します。退院支援カンファレンス[16)]は、患者の退院に関する情報や計画を関係者間で共有するための会議です。通常、医師、薬剤師、看護師、理学療法士、社会福祉士、患者やその家族など、患者のケアに関わる複数の関係者が参加します。カンファレンスの主な目的は以下のとおりです。

① **情報共有**：関係者間で患者の状態、治療経過、医療計画、薬物療法、栄養管理、リハビリテーションなどの情報を共有します。これにより、関係者全員が患者の退院に向けた準備とケアを適切に調整することができます。

② **患者と家族への説明**：患者とその家族に対して、退院後のケアプランや必要な注意事項、薬物の使用方法などについて詳細な説明が行われます。これにより、患者や家族が退院後の自己管理や回復に向けた準備することができます。

③ **連携と調整**：医師、薬剤師、看護師、社会福祉士、リハビリテーションスタッフなど、関係者が一堂に会します。これにより、各自の役割や責任を明確化し、患者の円滑な退院と適切なフォローアップケアを確保することができます。

医師と看護師との連携（病棟）

医師が看護師に期待する業務内容は、保健師助産師看護師法[5)]で定められており、「診療の補助」と「療養上の世話」に大きく分けられます。看護師は、医師の指示のもと「診療の補助」を行います。通常、医療行為（医師の医学的判断および技術をもってするのでなければ人体に危害を及ぼし、または危害を及ぼすおそれのある行為）は、医師法[5)]にて医師のみが実践可能とされています。しかし、保健師助産師看護師法[5)]第 37 条にて、一定の医療行為においては医師の判断の下で看護師が診療の補助としてできるようになっています。患者とコミュニケーションを取り病状を観察し、生活状況の困りごとなども確認し把握します。医師の指示の下、注射・点滴、内服管理を行います。総合的に看護計画を作成し、看護記録に記載します。また「療養上の世話」として、排せつや食事、入浴など日常生活に必要なサポート、患者・家族の療養相談や生活指導、移乗や移送、体位変換も行っています。

入院時の連携

担当の医師は、入院時の全身状態の把握をした上で診断を行い、入院治療計画を立案し、その情報を看護師と共有します。入院時の説明を患者・家族に行う際、時間の許す限り病棟看護師と共に行うことが多く、看護師は患者・家族が担当の医師からの説明をどのように受け止めたかなどに焦点を置いて対応します。入院前に患者はどのような生活を送っていたか、日常生活動作（Activities of Daily Living：ADL）はどの程度で認知機能障害が存在するかどうか、家族構成はどのようになっていて、誰がキーパーソンか、食事はどのように摂っていたかなど具体的な情報を収集し共有します。介護保険の有無、要支援・介護度について情報収集します。また、担当の医師や薬剤師と同様に主訴・既往歴・家族歴・喫煙・飲酒・嗜好・生活（居住）環境・アレルギーの有無・運動習慣などについて情報を収集し共有します。

担当の医師は、先に述べたように看護師と共に、入院前の服薬についての情報を整理して病院薬剤師に相談します。看護師が、家族に自宅あるいは入院前の施設等からの薬剤を持参してもらう場面に立ち会うことが多く、その際に残薬の有無や服薬アドヒアランスの情報を得ることができます。担当の医師は、看護師に必要な薬剤の投与を指示することとなり患者の年齢や全身状態の評価が重要となります。担当の医師の指示のもと、看護師は経鼻胃管などから投与しますが、経鼻胃管からの注入が詰まらないように前後でフラッシュが必要です。水分量を厳格に管理しなくてはならない病態の場合には、担当の医師はその情報を薬剤師と共に検討します。注射薬の点滴ルートの組み立てや注入についても同様に、看護師は担当の医師の指示の下、実施します。注射薬の投与方法について、具体的な指示が必要となります。

入院中の連携

担当の医師は、毎日の患者の体温・血圧・脈拍・呼吸数などのバイタルサインや排尿・排便回数、食事の摂取量、運動（またはリハビリ）量、夜間入眠中の様子などを看護師から情報を得ます。看護記録には、患者が語った言葉がそのまま記載されていることも多く、他の職種が患者の病気に対する認識を知ることが可能となる貴重な情報源となっています。

入院中の患者の容態変化に最も早く気がつくのが看護師です。担当の医師は、看護師からのコールを受けて、緊急性がある場合は駆けつけることとなります。具体的には、バイタルサインに変動があった場合で、急激な体温変化、急激な血圧の変動、尿量減少、高血糖・低血糖、意識障害、急激な痛みなど様々です。そのほか、不穏状態、転倒・骨折などの時もあります。このような急変時には、その場に居合わせない場合には院内 PHS のコールで連絡を取りますが、治療の方向性などの長期的な計画については病棟にて対面で検討することが多いです。

退院時の連携

退院支援カンファレンス、退院時の説明、退院後の療養の受け止め方が実現可能かどうかなどのアセスメントを行います。自宅退院可能かどうか、転院や施設入所など退院調整が必要な場合には、院内の MSW にコンサルテーションを行い、家族とのカンファレンスの日程調整を行います。その他の退院先として、自宅には帰るが通院が困難な場合には、在宅医療を提案して調整することも多いです。具体的には、訪問看護ステーションなどに依頼して、在宅医療と訪問看護で自宅療養を継続していくもので、次項目で詳細に記述します。

看護師は、退院先が自宅療養の患者の家族に対して、在宅療養のノウハウを伝えています。たとえば、経管栄養が必要な患者に対して、家族へ経腸栄養剤の種類や適切な量、注入速度のコントロールの仕方など手技的な面を管理します。何度か家族が病棟で練習をしてから退院ができるように環境を整備していくことも大切です。

インスリン導入を行った患者が退院する際には、インスリン自己注射の手技を担当の医師の指示の下、薬剤師から適切に指導を受けて、毎回の手技を確認するのは看護師の役割となります。入院中には、自己血糖測定を行っていなかった患者もいるため、患者とともに家族にインスリン自己注射と自己血糖測定の仕方について知ってもらう必要があります。低血糖時の症状や対処方法、そしてシックデイの際にはどのようにしたらよいかについて担当の医師に確認を行い、管理します。

薬剤師と医師の連携における「疑義照会」、褥瘡の処置の仕方とともに、介護ベッドなどの物品整理を介護保険制度とともに指導することもあります。

ii 保険薬局における医師と薬剤師・看護師との連携の仕方

医師と保険薬局薬剤師そして看護師との連携は、患者の薬物治療の効果や安全性を向上させ、効果的な医療ケアの提供において非常に重要です。以下に、保険薬局の薬剤師と医師の連携（保険薬局・在宅医療など）、医師と看護師との連携（在宅医療など）について、一般的な情報と具体例を記述します。

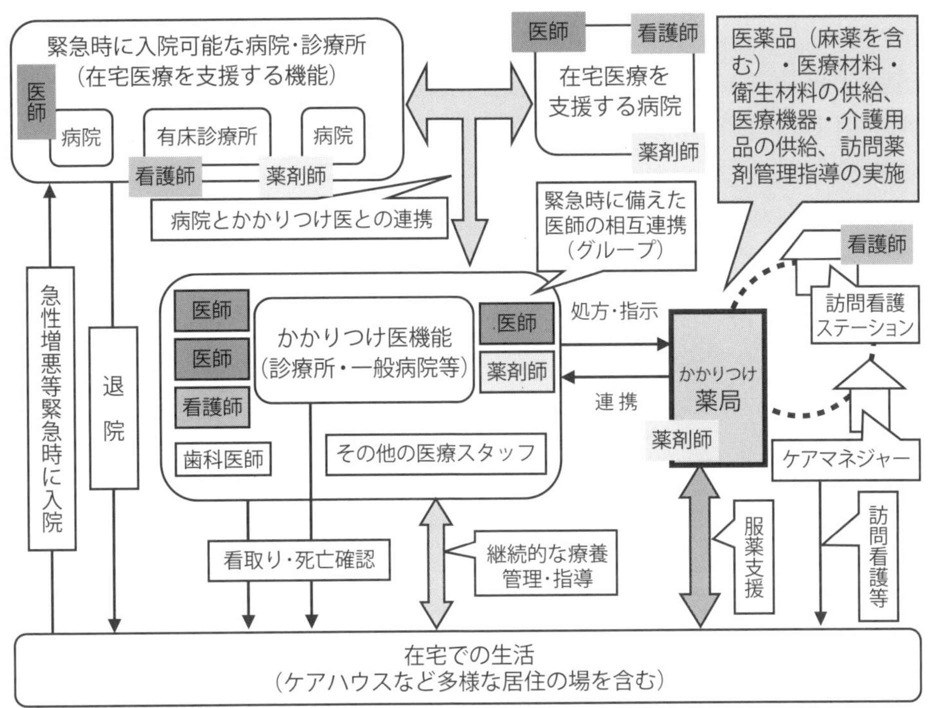

図 4-4　在宅医療におけるチーム医療（保険薬局の薬剤師と医師・看護師との連携）
山本 信夫：在宅医療におけるチーム医療～薬局・薬剤師の立場から見た多職種連携～[18] より一部改変

医師と薬剤師との連携（保険薬局・在宅医療など）

医師と薬剤師は、患者の健康状態や薬物治療に関する情報を共有する必要があります。これには、診断結果、処方箋、アレルギー情報、既存の薬物療法などが含まれます。共有された情報に基づいて、薬剤師は適切な薬剤管理や薬物相互作用の監視を行い、医師の処方箋に基づいて患者に薬剤を提供し、その適切な使用方法や副作用に関する情報を説明します。また、薬物療法の最適化や、病状の経過に応じた適切な薬剤の調整を行います。医師と薬剤師は、治療計画を共有し、相互に連絡を取り合うことで、患者の治療成果が最大限に発揮されるように努めます。

薬剤師と医師の連携における「疑義照会」とは、薬剤師が医師に対して医薬品の使用に関して疑問や懸念がある場合、それを医師に照会することを指します。以下は、薬剤師が疑義照会を行う一般的な例です。

例 1　**薬物相互作用の懸念がある場合**：薬剤師が特定の患者に処方された薬剤と既存の薬剤との相互作用の懸念を抱える場合、疑義を持った薬剤師は医師に対して相談し、適切な対応を求めることがあります。たとえば、薬物同士が互いに影響し合い、有害な副作用を引き起こす可能性がある場合などです。

例 2　**薬物適正使用の確認を行う場合**：薬剤師が患者の状態や処方された薬剤について疑問を抱いた場合、疑義を医師に照会することがあります。たとえば、患者の肝機能や腎機能が低下しており、処方された薬剤の適正使用が不確かな場合などです。

例 3　**疾患管理の相談を行う場合**：薬剤師が特定の疾患や治療に関する知識や専門性を持っている場合、医師と連携して疾患管理について相談することがあります。たとえば、薬剤師が医師に対して治療計画の見直しや薬物療法の最適化に関して疑義を提起する場合などです。

以上のように、疑義照会は、薬剤師と医師のコミュニケーションを通じて患者の安全と治療の質を向上させるための重要な手段です[19]。

在宅医療における医師と薬剤師の連携について記載します。在宅医療では、患者が自宅で医療サービスを受けるため、医師と薬剤師の連携が重要です。医師は適切な治療計画を立案し、処方箋を発行します。薬剤師は、処方箋に基づいて患者に必要な薬剤を提供し、薬物の使用方法や副作用について情報を提供します。医師と薬剤師は定期的に連絡を取り合い、患者の状態や薬物治療の適正性を評価し、必要に応じて調整を行います。

医師と薬剤師は、患者が同時に使用している薬剤やサプリメントによる相互作用のリスクを共有し、監視する必要があります。薬剤師は、処方箋に基づいて患者に提供される薬剤の相互作用を評価し、医師に必要な情報を提供します。これにより、患者の安全性が確保され、薬物治療の効果が最大化されます。このように、医師と保険薬局薬剤師の連携は、患者の健康状態と治療成果を向上させるために不可欠です。こうした連携は、適切な薬物治療の提供や副作用の管理、患者の情報共有、在宅医療の支援など、様々な側面で重要な役割を果たします。

平成 19 年度老人保健事業推進費等補助金「後期高齢者の服薬における問題と薬剤師の在宅患者訪問薬剤管理指導ならびに居宅療養管理指導の効果に関する調査研究」[20] によると、図 **4-5** に示すように在宅訪問開始時に発見された薬剤管理上の問題点が挙げられます。特に、在宅医療では高齢者が多く、複数の疾患に合併しているため複数の診療科の薬剤情報を確認する必要があります。ポリファーマシー [21] による弊害を避けるために薬剤師は、処方した医師に疑義照会を行い、医師の同意を得て減薬・減量を提案します。

在宅訪問開始時に発見された薬剤管理上の問題点として、薬剤の保管状況･薬剤の飲み忘れ･服用薬剤の理解不足などが挙げられます[20, 22]。これらの問題点に対処するためにも在宅医療

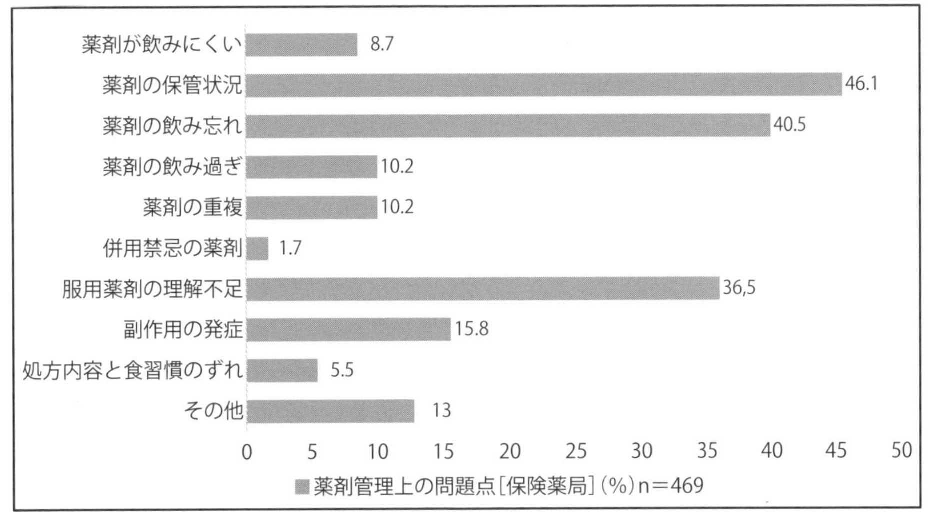

図 4-5　在宅訪問開始時に発見された薬剤管理上の問題点
日本薬剤師会：在宅医療における薬剤師の役割[22] より抜粋

表 4-2　在宅医療における薬剤師の主な役割

・患家への医薬品・衛生材料の供給
・患者の状態に応じた調剤（一包化、簡易懸濁法、無菌調剤等）
・薬剤服用歴管理（薬の飲み合わせ等の確認）
・服薬指導・支援
・服薬状況と副作用等のモニタリング
・残薬の管理
・医療用麻薬（廃棄含む）
・在宅担当の医師への処方提案等
・ケアマネジャー等の医療福祉関係者との連携・情報提供

日本薬剤師会：在宅医療における薬剤師の役割[22] より抜粋

における薬剤師の役割（表 4-2）[22] が期待されます。

医師と看護師との連携（在宅医療など）

① **患者情報の共有**：医師と看護師は患者の状態に関する情報を共有し合います。診断結果、治療計画、薬物療法、手術の予定などの情報を適切に伝えることで、看護師は患者のケアを適切に提供できます。

② **ケアプランの実行**：医師が立案したケアプランを看護師が実行し、患者の健康状態をモニタリングします。看護師は患者のバイタルサインの測定や症状の観察、処方薬の管理などを行い、医師に報告します。

③ **チームミーティングの参加**：医師と看護師は定期的なチームミーティングに参加し、患

者のケアに関する情報を共有し合います。問題や課題を共有し、協力して解決策を見つけることが重要です。

これらの連携方法は、効率的で安全な医療ケアを提供するために重要です。情報共有、コミュニケーション、協力体制の構築に努めることで、患者のケアの質を向上させることができます。

訪問看護ステーションで働く看護師は、医師が作成した訪問看護指示書をもとに訪問看護計画書を作成し、計画書に沿って患者宅などを訪問して看護を提供します。バイタルサインを測定し、健康状態を観察します。必要に応じて、点滴や注射などの医療処置ばかりでなく、入浴・排せつ・食事管理などの日常生活ケアも在宅で行います。家族の療養指導や健康相談も行います。定期的に訪問看護報告書を作成し、医師に提出することで情報共有をします。

2015 年 10 月 1 日に特定行為に係る看護師の研修制度[23]が施行されました。これにより、看護師には、患者の状態を見極め、必要な医療サービスを適切なタイミングで届けるなど、速やかに対応する役割が期待されています。在宅医療の場では、特定行為として、「気管カニューレの交換」「胃ろうカテーテル若しくは腸ろうカテーテル又は胃ろうボタンの交換」「末梢留置型中心静脈注射用カテーテルの挿入」「褥瘡又は慢性創傷の治療における血流のない壊死組織の除去」「脱水症状に対する輸液による補正」「感染徴候がある者に対する薬剤の臨時の投与」「インスリンの投与量の調整」「抗不安薬の臨時の投与」などが想定されます。これらの行為にかかわらず、様々な特定行為のニーズがあるものと考えられています。

2025 年には、団塊の世代が 75 歳以上となります。高齢化が進展し、また、医療の高度化・複雑化が進むなかで、質が高く安全な医療を提供するため、チーム医療の推進が求められています。医療資源が限られるなかで、各職種が高い専門性を発揮しつつ、互いに連携し、患者の状態に応じた適切な医療を提供することが重要です。

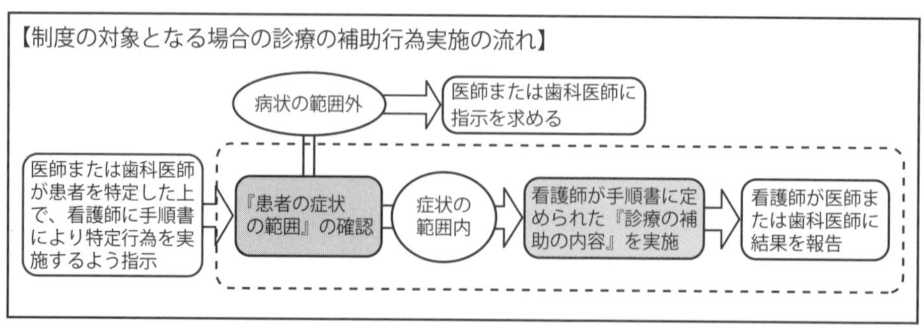

図 4-6　特定行為に係る看護師の研修制度の対象となる場合の診療の補助行為実施の流れ
厚生労働省：特定行為に係る看護師の研修制度の概要[24]より抜粋

ワーク

以下の患者をケアする場合に、医師から薬剤師や看護師に情報提供する内容や依頼事項についてまとめてみましょう。

症例：意識障害があり入院した患者

・医師としてのケアの視点について：

・薬剤師への情報提供内容と依頼事項について：

・看護師への情報提供内容と依頼事項について：

（末松　三奈）

❸ 看護師→薬剤師・医師

i 病棟での看護師と薬剤師・医師との連携の仕方

病棟での看護師の主な業務として、患者の療養上の世話[5)]では清潔ケアや食事介助、体位変換、ナースコール対応など、診療の補助[5)]では採血、注射・点滴、服薬管理、ドレーンの管理、検査・処置の介助、入退院の援助などが挙げられます。病棟の看護師は24時間患者のそばでケアに当たるため、病院においては患者に一番近い存在です。患者の身体への直接的なケアはもちろん、患者と接する時間が長いことから精神面の関わりも多くなります。また、入退院や面会、病状説明時など患者の家族や社会面に関わる機会があり、多角的な視点を大切にします。

看護師と薬剤師との連携（病棟）

病棟で幅広い役割を担う看護師の業務の中でも、薬剤に関する投薬や服薬管理などは重要な位置づけとなっています。

入院時の連携

入院時の看護師業務には、病室の調整や準備、バイタルサインのチェック、情報収集、持参物品や持参薬の確認、病棟オリエンテーション、身長・体重測定、採血、レントゲンなど検査の送り出しなどがあります。バイタルサインや身長・体重、採血データや主訴などは、薬剤の選択や投与量の決定においても重要な情報になります。

2012 年に病棟薬剤業務実施加算の算定が始まり、入院時の持参薬の確認は主に病棟での薬剤師の業務となりました。持参薬の確認は、規格・用量・用法などの正確な確認や添付文書の詳細な情報に基づいた聴き取りやアセスメントに、薬剤師の高度な専門性が発揮されています[25)]。病棟に薬剤師の配置がなかった頃は、看護師にとって時間のかかる難しい業務のひとつでした。現在でも休日や夜間帯の緊急入院を中心に、まずは看護師が確認し、その後に薬剤師が確認することもあります。看護師は持参薬確認の際に、入院中に行われる治療を目的とした視点と、退院後も見据えた服薬アドヒアランスのアセスメントの視点を大切にします。そのために、どのように持参薬が提出されたかも重要な情報源になります。たとえば、誰が入院時の荷物を持ち、誰が荷物から持参薬を取り出したのかに注目します。もし患者本人ではなく家族であれば、その意味や関連を推察します。疼痛などの主訴や、歩行・移動などの機能制限が関連している場合、入院中の治療によってそれらは改善するかどうかを多職種からの情報を基に検討します。患者の疾患や治療に対する受け止め方、性格、習慣、薬剤を扱う手指の巧緻性、視力、また認知機能などが関連している場合もあります。このように看護師は、患者を身体的・精神的・社会的に捉え、多角的な視点からのアセスメントを多職種と共有することで、個々の患者を考慮した有効な計画立案につなげます。

入院中の連携

看護師は、日々、患者の反応の意味を考えます。たとえば、術後疼痛のためにナースコールがあれば、素早く痛みのアセスメントを行い、指示を確認して鎮痛剤を準備します。この時、看護師は患者に投薬について説明し、患者は了承したにもかかわらず、浮かない表情をする場合があります。医療従事者はどの薬剤が患者の状態に適しているかをアセスメントして投薬しますが、患者は薬剤の色や形で効果が異なることを実感している場合があり、必ずしも納得しているとは限りません。看護師は患者の状態や様子を薬剤師に情報提供し、薬剤師から薬剤の種類や特徴、作用時間などの情報を患者に説明する必要があります。薬剤師からの具体的な説明により、患者は自身の状態と治療について理解を深め、納得し、よりよい治療に向けて協同することができます。

入院中の患者は、容体が安定していない場合があります。たとえば、術後患者の合併症発生時に投与経路の変更、抗生剤の追加や変更、中止薬や臨時薬の使用などの指示が一挙に出されることもあります。その際に看護師は、追加薬剤はどのルートが適切か、他の薬剤との投与間隔や順番、療養生活への影響などを、限られた時間で判断する必要があります。配合変化や作用時間などの情報をじっくりと調べる時間がなく、情報にたどりつけないこともあります。このため、看護師と薬剤師の連携は、適切な与薬や看護師が本来の専門性を生かした有効なケアができ、インシデントなどの防止にもつながります。しかし実際には、看護師は忙しそう、少し声をかけにくい、受け持ちの看護師がその時間にいないなど、連携がうまく取れない場合[26]があります。看護体制や看護方式の大枠、勤務体制を理解しておくことが重要です。

看護体制とは、入院患者数に対する看護師の配置人数のことです。看護方式とは、病棟などがどのように看護サービスを提供するかということです。看護方式の例として、チームナーシングは一定の人数の看護師でチームを作り、一定の人数の患者に対してチームでケアを施行します。プライマリーナーシングでは、ある患者をある看護師が受け持ち、受け持ちの看護師が勤務でない時にはその日の担当する看護師（サポートナースなどの呼び方がある）が看護計画を施行します。それぞれの特徴を組み合わせた看護方式もあり､近年ではパートナーシップ･ナーシング・システム（Partnership Nursing System：PNS）[27]という看護師がパートナーを組んで患者の看護にあたることも増えていますが、PNS でも受け持ち看護師は存在します。このように、看護師が個人としてどの程度患者を受け持っているかには差がありますが、多くの病棟において患者には受け持ちの看護師（プライマリーナース､主担当などの呼び方がある)､または看護師チームが存在しています。

多くの病棟では 24 時間看護を提供するため、交代制勤務[28]を行っています。そのため、受け持ちの看護師が常に日勤帯に勤務しているとは限りません。薬剤師は、受け持ちの看護師や担当する看護師と連絡の取り方を工夫する必要があります。たとえば、受け持ちの看護師が日勤帯に不在でも、患者情報は担当する看護師、チームリーダーや病棟の看護師長に確認・相談し、情報共有することができます。電子カルテでは薬剤師記録だけでなく、メッセージなどの連絡機能を利用し、情報共有することができます。病院や病棟により就業時間が異なりますが、就業時間を確認することで、直接または電話での連絡ができることもあります。共有する情報の内容に応じて、いくつかのコミュニケーション手段を持っておくことが重要です。

退院前の連携

退院が近くなると、患者は主な治療を終えた安心感だけでなく、退院後の生活を見据えた新たな不安を抱える場合があります。退院後にも服薬が必要であれば、どのような環境下で服薬治療を続けていくのかをアセスメントする必要があります。もし家族の介助が必要になる場合には、家族も含めた指導や説明を行います。家族には様々な立場や関係性があるため、どの家族が、どの薬剤を、どのタイミングであれば介助可能であるかも含めてアセスメントします。服薬タイミングによって介助がしやすい薬剤や、薬カレンダーにセットしやすい薬剤の提案などを薬剤師に相談します。皮下注射は羞恥心などもあり介助しにくい場合には薬剤師に相談して、介助しやすい器具や内服の代替を提案してもらいます。患者本人や家族の強みを生かし、継続可能な退院療養計画の立案や指導を多職種と連携して行います。

看護師と医師との連携（病棟）

病棟での看護師と医師との連携は、保健師助産師看護師法[5]に規定されている「診療の補助」により看護師単独では行えず、医師の指示の下で行うという性質上、看護師においては最も頻度が高く必須の連携となります。

入院時の連携

入院時には、外来の医師記録・看護師記録、または他施設からの診療情報提供書や看護サマリ、入院時情報提供シートなどを基にした入院に至るまでの情報と、入院当日の指示に基づいて患者を受け入れます。看護師は入院時情報として、栄養、排せつ、活動・休息、知覚・認知、役割関係、セクシャリティ、コーピング・ストレス耐性などの情報を得て、看護計画立案に向けたアセスメントに生かします。算定要件でもある転倒転落、褥瘡発生リスクなどのアセスメントも行います。入院当日の検査や翌日の手術を控えていることもあるため、持参薬や持参物品の確認を速やかに行いながら、同時にそれらの準備を進めます。医師の術前指示が守られていない場合や、入院まで明らかになっていない新たな情報により治療スケジュールの変更などが必要になる場合には、速やかに医師に報告して新たな指示を確認します。

医師が診断や治療を行う上で、患者や家族の疾患や治療に対する知識の理解度や受け止め方も重要な情報になります。患者が十分に理解し、納得して治療に臨める状況にあるのか、患者の意思と治療方針に相違はないか、疑問や不安な点はないかを確認し、必要時には患者の想いを医師に代弁します。入院時から退院を見据えておくことも大切です。退院困難な要因の有無、介護保険認定や介護支援専門員（ケアマネジャー）の有無などを確認します。状況によっては本人や家族の同意を得てケアマネジャーへ連絡し、連携を取ります。医師とその状況を共有し、クリニカルパスからの変更点の有無などを医師に確認します。

入院中の連携

看護師は24時間体制で患者のケアに当たるため、医師よりも先に患者の異変に気づくことがあります。合併症や治療薬の副作用については看護師も予測しながら情報収集し、異常の早期発見に努めます。医師記録などから、他部署で行った治療や検査の情報も収集します。そのため看護師も治療について学び、理解が十分でない点については医師に確認します。看護師は患者の不安や疑問についても情報を収集します。収集した患者の発言（S情報）や、表情・しぐさ・その他の情報（O情報）は看護記録に記載し、必要に応じて直接または電話などで情報を医師に伝えます。

看護師は療養上のケアも担うため、療養生活の制限事項や今後の見通しなどを医師に確認します。入院場面では治療が優先となることが多いですが、時には療養生活に関する患者のニーズが大きく、治療とのバランスを考慮する必要があります。その場合には、医師や他の職種とカンファレンスにて検討します。なお、夜間帯や休日には主治医（担当医）が勤務しているとは限りません。当番の医師に急変などの連絡を行う際は、看護師の所属と氏名、患者の病室や氏名、これまでの経過、現在の状態（特に緊急性に関わる情報）、看護師のアセスメントと判断などについて、手短にわかりやすく伝える必要があります。医師から得た指示は必ず復唱し、確認します。

退院前の連携

退院後に自己血糖測定やインスリンの自己注射、ストマ管理、また経管栄養や褥瘡処置などが必要になる場合には、医師に早めに退院の目標日を確認し、治療の経過や患者の状態を考慮しながら計画的に指導を開始します。患者に何らかの障害や自己管理に関わる問題がある場合や家族の介助が必要な場合には、手技習得までに日数がかかることもあります。退院後の生活の場や家族の状況、在宅医療の有無などにより、手技習得の目標が変わります。受け持ちの看護師が不在でも継続して指導ができるように看護計画を立案します。手技獲得に向けた日々の詳細な情報は、看護記録や申し送りを通して医師や看護師間で十分に情報共有を行います。退院後に衛生材料の購入や介護用具が必要になる場合には、入手方法や介護保険制度についても情報提供を行います。

退院が近づくと、患者・家族から退院後の生活に向けた希望や不安の訴えがあります。十分に傾聴し疾患や生活の情報を関連付けてアセスメントします。看護師で対応できることは対応し、医師に報告や相談するなど、多職種と検討することもあります。転院や施設入所、在宅医療が必要になる場合には、地域連携などの部署の担当者とも連携します。退院時のカンファレンスにて多職種・多機関による連携を行うこともあります。

ii 保険薬局における看護師と薬剤師・医師との連携の仕方

高齢者の地域包括ケアシステム（図 4-7）における医療職の多職種連携に着目して概説します。地域においては住まい・医療・介護・予防・生活支援が一体的に提供される地域包括ケアの枠組みの中で、医療や福祉の専門家、地域の様々な組織やボランティアなどが一体となって高齢者の生活を支えています。看護師と医師（かかりつけ医）や薬剤師（かかりつけ薬剤師）との連携は、在宅医療や介護の場で行われます。地域の医療・介護の場では、精密検査や治療機器の使用が限定される場合もあり、薬物治療は重要な役割を担うことになります。

介護保険を利用している場合には原則、医療保険は利用できず、薬価などの医療費の検討も重要になります。在宅医療は、自宅療養だけでなく一部の高齢者向け施設なども含みます。特別養護老人ホームなど施設サービスの利用者が入院を終えて退院する場合には、各施設で継続できる医療には制限があります[29)]。そのため、生命の維持だけでなく生活上のニーズや環境など、多視点から治療の方向性を検討する必要があります。患者とその家族の生活環境は多様であり、個別性も大切になります。入院先の病院と受け入れ側の施設などによる多機関連携や、医療職だけでなく福祉職も含めた多職種連携が重要です。

地域包括ケアシステム

○ 団塊の世代が75歳以上となる2025年を目途に、重度な要介護状態となっても住み慣れた地域で自分らしい暮らしを人生の最後まで続けることができるよう、住まい・医療・介護・予防・生活支援が一体的に提供される地域包括ケアシステムの構築を実現していきます。

○ 今後、認知症高齢者の増加が見込まれることから、認知症高齢者の地域での生活を支えるためにも、地域包括ケアシステムの構築が重要です。

○ 人口が横ばいで75歳以上人口が急増する大都市部、75歳以上人口の増加は緩やかだが人口は減少する町村部等、高齢化の進展状況には大きな地域差が生じています。

　地域包括ケアシステムは、保険者である市町村や都道府県が、地域の自主性や主体性に基づき、地域の特性に応じて作り上げていくことが必要です。

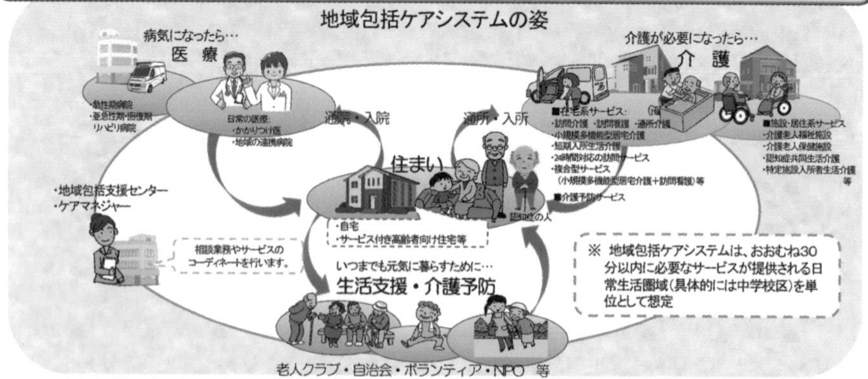

図 4-7　地域包括ケアシステム
厚生労働省：地域包括ケアシステム[30] より抜粋

看護師と薬剤師との連携（在宅医療など）

　看護師と保険薬局の薬剤師の連携は、かかりつけ医と、ケアマネジャーや訪問看護ステーションなどの介護事業者を介したファックスや電話のやり取り、居宅療養管理指導などによる高齢者施設などでの薬剤管理などがあります。保険薬局の薬剤師には、地域支援体制加算により地域への貢献も期待されています。市町村または地域包括支援センターが主催する地域ケア会議やケアマネジャーが主催するサービス担当者会議や退院時のカンファレンスなどには看護師も参加し、多職種連携の場になります。

　在宅医療の往診では、看護師は患者の情報を限られた時間で適切に伝えるように準備します。医師は診察や看護師からの情報をもとに指示の変更を検討しますが、高齢者の場合には予備能力や代謝の低下、併存疾患などにより、用量調整やポリファーマシーの解消を検討する必要があります。その場合には、薬剤師が薬剤の規格や剤形、類似薬、薬価などの情報を提供し、多職種で検討すると非常にスムーズに進みます。

　内服薬を使用している高齢者の嚥下状態が悪化し、経口摂取が困難となった場合、他の与薬方法を検討しなくてはなりません。しかし、在宅医療では病院とは異なり、介護制度や患者の状態・状況によって提供できる医療が限られていることがあります。介護施設などの体制や規則によっては中心静脈栄養、経管栄養などは扱えないため、入居施設の変更などを検討しなくてはなりません。他にも、加齢の変化により末梢静脈ルートの確保が非常に困難な場合、何度もルートを差し直すことで内出血や血管外漏出が頻繁に起こったりする場合、あるいはルートが生活動作に制限をかけてしまう場合があります。したがって、散剤やゼリー状の剤形、味などを工夫することで内服が継続できる可能性について、言語聴覚士や摂食・嚥下障害看護認定看護師などを含めた嚥下評価を行い適切な薬剤投与を選択してもらうこともあります。貼付剤などの使用によって施設や在宅で介護者が管理しやすくなることもあります。こうした選択肢の選定には薬剤師との情報交換や多職種による慎重な検討が重要になります。

経管栄養を行う患者では、看護師は患者が内服していた錠剤を粉砕し、経管栄養のルートから投与しますが、チューブ閉塞などの問題が生じる場合があります。一包化された薬剤を使用している場合には指示が変更されると、看護師は変更された薬剤を包装から一つずつ取り出す作業を行います。医療用麻薬などの管理方法[31]については、看護師が患者や家族と試行錯誤しながら決定する場合もあります。薬剤師による看護師や患者への助言や指導、頻繁に変更される薬剤は一包化を行わないなどの提案は、より適切な薬剤管理や安全で安楽なケアにつながります。

看護師と医師（主治医）との連携（在宅医療など）

訪問看護は主治医による訪問看護指示書に基づき、看護師が訪問看護計画書を作成して行います。介護保険の枠組みではケアマネジャーや医師などの医療者が作成したケアプランに基づいてケアを提供します。実施内容については訪問看護報告書を作成し、医師やケアマネジャーに報告します。

在宅医療では、患者に対する医師などの医療者の数は病院より少なく[4]、医師の往診は週単位、あるいは月単位で行われます。病棟でのケアとは異なり、在宅医療では往診の医師が治療効果の評価を日常的に行ったり、患者の日常の生活状況まで把握していたりするとは限りません。高齢者は医師に対する遠慮や感謝の気持ち、医師への信頼が強いため、自身の意見を控えたり、良いことのみを報告したりすることもあります。身体機能や認知機能により症状を伝え辛いこともあるため、看護師も日頃から薬剤治療等の治療効果や副作用について情報収集し、医師に積極的に報告します。患者の日常生活での主訴や想いを看護師が代弁したりすることも必要になります。

在宅医療では、高齢患者が検査・診断のために受診することは大きな負荷となり、高度な医療機器をすぐに利用することが困難な場合もあります。診断後に治療・手術を受けるのか、現在の生活を優先するのかなど、総合的な判断が必要になります。その場合には患者の意思を尊重しながら確認しますが、意思確認が困難な場合には、家族に確認することがあります[32]。家族間でも見解が異なることがあり、家族にとっても意思決定は大きな負担になる場合があります。医師と協同し、意思決定に必要な情報共有に努め、インフォームドコンセントが有効な場となるよう多職種で調整する必要があります。

ワーク

1. 以下の用語をまとめてみましょう。

・看護体制、看護方式、看護師の勤務体制

2. 以下の患者のケアをする場合に、看護師から薬剤師や医師に情報提供する内容や依頼事項についてまとめてみましょう。

症例：術後疼痛を有する患者

・看護師としてのケアの視点について：

・医師への情報提供内容と依頼事項について：

・薬剤師への情報提供内容と依頼事項について：

（長谷川　奈々子）

おわりに

薬剤師、医師、看護師の連携について、病院や保険薬局で想定されるそれぞれの立場で概説しました。最近では、医療者の働き方改革のためのタスク・シフト／シェア[33]が叫ばれるなか、それぞれの専門性を発揮しながらも、各職種間の役割分担も見直されつつあります。薬剤師の活動は、これまでの病院・保険薬局における対物業務から対人業務へとシフトし、さらに、医師・看護師と連携しながら、その専門性を活用して積極的な処方提案や薬学的管理などを行うことが推奨されています。地域包括ケアシステムの構築が進むなかで、薬剤師がその役割を果たすためには、各地域において、医師・看護師をはじめとする多職種と連携して、患者に対して一元的・継続的な薬物療法を提供することが重要となります。このためには、薬剤師、医師、看護師などの多職種が互いを理解し、尊重する姿勢を持って、互いの情報を共有し、協働することが不可欠であり、この取り組みはより質の高い患者ケアにつながります。

（亀井　浩行）

【参考文献】

1) 医療スタッフの協働・連携によるチーム医療の推進について［Internet］. 厚生労働省医政局長；2010 年 4 月（参照 2023 年 6 月 7 日）
https://www.mhlw.go.jp/shingi/2010/05/dl/s0512-6h.pdf

2) 平成 22 年度診療報酬改定の結果検証に係る特別調査（平成 23 年度調査）病院勤務医の負担軽減の状況調査結果概要（速報）［Internet］. 厚生労働省；2011 年 7 月（参照 2023 年 6 月 3 日）
https://www.mhlw.go.jp/stf/shingi/2r9852000001hsqc-att/2r9852000001hswc.pdf

3) 平成 24 年度診療報酬改定の概要［Internet］. 厚生労働省保険局医療課（参照 2023 年 6 月 7 日）
https://www.mhlw.go.jp/bunya/iryouhoken/iryouhoken15/dl/h24_01-03.pdf

4) 令和 4 年版厚生労働白書資料［Internet］. 厚生労働省（参照 2023 年 6 月 26 日）
https://www.mhlw.go.jp/wp/hakusyo/kousei/21-2/dl/all.pdf

5) 保健師助産師看護師法［Internet］. e-Gov（参照 2023 年 6 月 7 日）
https://elaws.e-gov.go.jp/document?lawid=323AC0000000203_20220617_504AC0000000068

6) 看護職の倫理綱領［Internet］. 日本看護協会（参照 2023 年 6 月 26 日）
https://www.nurse.or.jp/nursing/rinri/text/basic/professional/platform/index.html

7) ハイリスク薬に関する業務ガイドライン（Ver2.2）［Internet］. 日本病院薬剤師会（参照 2023 年 11 月 2 日）
http://www.jshp.or.jp/cont/16/0609-1.pdf

8)「病院における高齢者のポリファーマシー対策の始め方と進め方」について［Internet］. 厚生労働省医政局総務課医療安全推進室長, 他（参照 2023 年 11 月 2 日）
https://www.mhlw.go.jp/content/11120000/000763323.pdf

9) 日本老年医学会. 高齢者の安全な薬物療法ガイドライン 2015. 東京：メジカルビュー；2015.

10) 健康サポート薬局のあり方について［Internet］. 健康情報拠点薬局（仮称）のあり方に関する検討

会；2015 年 9 月（参照 2023 年 11 月 2 日）
https://www.mhlw.go.jp/file/05-Shingikai-11121000-Iyakushokuhinkyoku-Soumuka/matome.pdf

11）医薬品、医療機器等の品質、有効性及び安全性の確保等に関する法律等の一部を改正する法律の一部の施行について（認定薬局関係）[Internet]. 厚生労働省医薬・生活衛生局長；2021 年 1 月（参照 2023 年 11 月 2 日）
https://www.mhlw.go.jp/content/000792095.pdf

12）医療従事者の負担軽減について（その 2）[Internet]. 厚生労働省；2011 年 4 月（参照 2023 年 11 月 2 日）
https://www.mhlw.go.jp/stf/shingi/2r98520000018toj-att/2r98520000019ok5.pdf

13）薬剤師の病棟での業務について. 厚生労働省；2011 年 12 月（参照 2023 年 11 月 2 日）
https://www.mhlw.go.jp/stf/shingi/2r9852000001wydo-att/2r9852000001xbqk.pdf

14）日本病態栄養学会. 病態栄養専門管理栄養士のための病態栄養ガイドブック 改訂第 7 版. 東京：南江堂；2022. p. 11-17.

15）専門薬剤師の必要性と今後の発展―医療の質の向上を支えるために―［Internet］. 日本学術会議薬学委員会専門薬剤師分科会；2008 年 8 月（参照 2023 年 11 月 2 日）
https://www.scj.go.jp/ja/info/kohyo/pdf/kohyo-20-t62-12.pdf

16）藤井 博之. 地域医療と多職種連携. 東京：勁草書房；2019. p. 61-70.

17）医師法. e-Gov（参照 2023 年 6 月 21 日）
https://elaws.e-gov.go.jp/document?lawid=323AC0000000201

18）在宅医療におけるチーム医療～薬局・薬剤師の立場から見た多職種連携～［Internet］. 山本 信夫；2009 年 11 月（参照 2023 年 6 月 21 日）
https://www.mhlw.go.jp/shingi/2009/11/dl/s1130-16i.pdf

19）孫 大輔, 他. IPW における薬剤師 - 医師連携のあり方 – 医師の立場から. YAKUGAKU ZASSHI. 2015; 135(1): 109-115. doi: 10.1248/yakushi.14-00222-1

20）後期高齢者の服薬における問題と薬剤師の在宅患者訪問薬剤管理指導ならびに居宅療養管理指導の効果に関する調査研究報告書[Internet]. 日本薬剤師会；2008 年 3 月（参照 2023 年 8 月 30 日）
https://www.nichiyaku.or.jp/assets/uploads/activities/19houkoku.pdf

21）日本老年薬学会. ポリファーマシー見直しのための医師･薬剤師連携ガイド. 東京：南山堂；2018. p. 14.

22）在宅医療における薬剤師の役割［Internet］. 日本薬剤師会；2018 年 3 月（参照 2023 年 6 月 21 日）
https://www8.cao.go.jp/kisei-kaikaku/suishin/meeting/discussion/180327/180327discussion07-1.pdf

23）特定行為に係る看護師の研修制度. 厚生労働省（参照 2023 年 6 月 21 日）
https://www.mhlw.go.jp/stf/seisakunitsuite/bunya/0000077077.html

24）特定行為に係る看護師の研修制度の概要［Internet］. 厚生労働省（参照 2023 年 6 月 21 日）
https://www.mhlw.go.jp/stf/seisakunitsuite/bunya/0000070423.html

25）熊倉 康郎, 他. 薬剤師が行う持参薬チェックと看護師が行う持参薬チェックの比較. 医療薬学. 2010; 36(8): 568-574. doi: 10.5649/jjphcs.36.568

26）吾妻 知美, 他. チーム医療を実践している看護師が感じる連携･協働の困難. 甲南女子大学研究紀要. 2013; 7: 23-33.

27）櫻井 知賀, 他. わが国における看護方式の変遷に関する文献検討. 大阪市立大学看護学雑誌. 2015; 11: 45-53.

28）夜勤・交代制勤務に関する調査・資料［Internet］. 日本看護協会（参照 2023 年 6 月 26 日）
https://www.nurse.or.jp/nursing/shuroanzen/yakinkotai/chosa/index.html

29）柿田 尚子, 他. 特養の看護責任者が認識している施設病院間連携の困難と課題：終末期と診断された入所者の終末期医療・ケア決定プロセスに焦点を当てて. 日本在宅医療連合学会誌. 2020; 1(2): 1-9. doi: 10.34458/jahcm.1.2_1

30）地域包括ケアシステム［Internet］. 厚生労働省（参照 2023 年 6 月 26 日）
https://www.mhlw.go.jp/seisakunitsuite/bunya/hukushi_kaigo/kaigo_koureisha/chiiki-houkatsu/dl/link1-4.pdf

31）医療用麻薬適正使用ガイダンス［Internet］. 厚生労働省医薬・生活衛生局監視指導・麻薬対策課；2017 年 4 月（参照 2023 年 6 月 26 日）
https://www.mhlw.go.jp/bunya/iyakuhin/yakubuturanyou/other/iryo_tekisei_guide.html

32）意思決定支援と倫理（2）高齢者の意思決定支援［Internet］. 日本看護協会（参照 2023 年 9 月 30 日）
https://www.nurse.or.jp/nursing/rinri/text/basic/problem/ishikettei_02.html

33）医師の働き方改革を進めるためのタスク・シフト／シェアの推進に関する検討会 議論の整理［Internet］. 医師の働き方改革を進めるためのタスク・シフト／シェアの推進に関する検討会；2020 年 12 月（参照 2023 年 6 月 7 日）
https://www.mhlw.go.jp/content/10800000/000720006.pdf

第5章 ワークブック

はじめに

本章では、薬学生が実践的な症例を通じて患者に最適な医療を提供するための患者対応、多職種連携、地域医療における必要なコミュニケーションスキルを身につけるための手助けとなることを目指しています。薬剤師業務は、対物から対人へとシフトしており、患者との対話を通じて、患者のニーズや状況を理解し、安心安全な薬物治療を医療チームの一員として推進することが求められています。少子高齢化が進むなかで、地域の特性や文化に配慮しながら、地域の医療ニーズや健康をサポートすることが求められます。そのため、薬物療法の専門家として薬剤師は、疾患や病態を薬学的に理解し、薬学的視点からの治療計画に参画するなど、他職種と協働してチーム医療を実践できる能力が必要です。

近年、医療現場では、医療の高度化と医薬分業の進展により、様々な職種の医療従事者が専門的な知識や技能を最大限に発揮し、医療従事者と患者やその家族がチームとしてお互いに対等に連携して患者中心の医療を実現することが求められています。しかし、異なる職業の独自の知識、他の専門職との専門用語やアプローチ方法の違いからコミュニケーションや協力は容易なものではありません。本章では、他職種の専門性や役割と自身の職種の専門性や責任、チーム医療における情報共有の重要性や意思決定プロセスなどを理解した上で、円滑なチームワークを構築する方法を学びます。さらに、地域の関係者とのコミュニケーションを取りながら共同して、地域医療の協力を図るための情報伝達や連携方法などを学ぶことができます。

ケーススタディやシナリオを通じて、薬剤師としての役割をより深く理解し、実践的な症例に対する自身の考えやアプローチを提示し、異なる専門職との連携における具体的な課題や解決策を考えて､療養生活支援計画を立案し､チーム医療に必要な問題解決能力を習得しましょう。グループワークやロールプレイなどでは、他の医療従事者との協力に必要なコミュニケーションスキルを向上させましょう。

一つひとつの症例を通じて、薬学生の皆さんが将来の薬剤師として、患者の状態に合わせた答えを導き出し、患者との信頼関係を築き、多職種連携のなかで将来活躍することを期待しています。医療従事者がどのような医療を提供するかによって、患者やその家族の生活に大きく影響する可能性があります。患者や家族の希望を汲み取り、より安全かつ効果的で納得できる医療を多職種連携により実現に役立つことを心から願っています。ぜひ積極的に取り組んでいただき、チーム医療を実践的に学ぶ機会として活用してください。

（稲垣　孝行、野田　幸裕）

① がん

i 症例

64 歳、女性。

A 病院に大腸がんの治療目的で入院中。原疾患および抗がん剤の副作用に困り、病室のベッドに座っている。

主　訴：気持ち悪くて、口内炎もひどくて食べられない。しびれもある。

現 病 歴：3 か月前に耐えられないほどの腹痛が出現し、近位にて腸管穿孔を指摘され地域の中核病院（当院）に搬送された。造影 CT にて、S 状結腸に壁肥厚あり、がん性穿孔の疑いにて緊急手術となった。全身麻酔下にてハルトマン手術施行。開腹するとS 状結腸がんの腫瘍底部での穿孔であった。S 状結腸切除 D3 郭清を行い、左下腹部に単孔式ストーマを造設した。創部回復後、CT 再検、PET 施行し、肝転移、肺転移が確認され Stage Ⅳと診断された。遺伝子検査の結果を待たずに CAPOX 療法を開始し、2 コース終了後に遺伝子検査の結果次第では分子標的薬の上乗せの治療となった。CAPOX 療法 2 コース full dose で実施された。CAPOX 療法 3 コース目を施行予定であったが、CT にて肺病変増大、腹膜播種が認められた。食欲不振と口内炎で食事は摂れず、冷感刺激は持続しており、手にひび割れが発現したが、現在は改善している。体重は最近 2 か月で 2 kg 減少しており、脱水もあるため、化学療法は中止となり入院となった。

診　断：S 状結腸がん Stage Ⅳ、肝転移、肺転移、腹膜播種。

罹 病 歴：約 3 か月

身体所見：身長 163 cm、体重 51 kg、PS（ECOG）1

治療状況：1）化学療法：CAPOX 療法
2）食事摂取量：ほとんど食べられない。
3）併用薬：ヒルドイド® 軟膏 1 日 2 ～ 3 回　乾燥部位、マイザー軟膏 1 日 2 ～ 3 回手足

職　業：主婦

家族構成：夫（69 歳、無職）と 2 人暮らし。娘 2 人いるが、長女（40 歳）がキーパーソン（結婚して近くに居住）。次女（36 歳）は、結婚し離れて暮らしている。

既 往 歴：高血圧（薬物治療なし）

生 活 歴：喫煙歴 なし、飲酒歴 機会飲酒。

家 族 歴：実父 S 状結腸がん（12 年前死亡）、実母 老衰（10 年前死亡）。

ii 解釈モデル

現疾患について

S状結腸がんを罹患し、最も進行したStage Ⅳと診断され、手術は困難であり治癒することは難しいと伝えられた。しかし、抗がん剤治療によりがんが縮小すれば手術して治ると心のどこかで期待している。このため、抗がん剤による副作用が発現しても我慢して治療を続けようと考えている。娘は独立したが、できれば孫の顔が見たい。

薬物療法について

ゼローダ®を飲まないとがんが大きくなって死んでしまうことを恐れている。抗がん剤治療は辛いが、ひどい副作用が発現するのは当然なので我慢して続けるしかないと思っている。

食事摂取量について

約3か月前、最初に腹痛を感じた頃から食欲が低下し、疲れやすくなり、体重が落ちてきていることに気づいていた。下痢や便秘を繰り返しており、食欲が出ない原因と考えていた。がんを告知され、食事を摂って前向きに抗がん剤治療を受けようと考えているが、抗がん剤の副作用や口内炎もあり、思うように食事が摂れないことに悩んでいる。食事を摂ることでがんが大きくなるのではという心配もある。

食欲不振について

手術前はほとんど食べられず、術後は少し食べられるようになったため、麺類や豆腐など口当たりのよいものをできるだけ食べるようにしていた。抗がん剤治療が始まり、はじめは何ともなかったが、ゼローダ®を飲み始めて10日程経過するとだんだん食欲が落ちてきた。1コース目は食べられるものを少しでも食べるようにして何とか終了した。2コース目は、1コース目よりも早く1週間程で食欲が落ちてきて、2週目には何を食べても美味しくなく、さらに食欲は低下、3週目には全然食べる気が起こらなくなった。口内炎も発現してほとんど食べられなくなったが、ゼローダ®だけは忘れずに服用した。ゼローダ®が休薬の期間に口内炎がよくなって食欲が戻ったらしっかり食べようと思っている。

口内炎について

抗がん剤の治療開始後の1コース目は何ともなかったが、2コース目の途中から発現し、だんだんひどくなった。食事は摂れないが抗がん剤は飲まないといけないと思い飲んでいたが、さらに症状は悪化し、水を飲んでもしみるので、水分もあまり摂らなくなった。ゼローダ®休薬の期間に口内炎が治まれば、その時に水分もしっかり摂ろうと思っている。

しびれについて

最初の点滴抗がん剤を投与した際に、手に少しピリピリする感覚があったが、点滴終了後、数日で症状は消えた。2回目の点滴抗がん剤の後、冷たいものに触るとピリッとして、冷たい水で喉が締め付けられるような感覚があったが、これらの症状も1週間ほどで改善した。次第にしびれがひどくなり、長引くのが心配と思っている。

手足症候群について

ゼローダを飲み始めてから手が赤っぽくなってきて、手のひらがツルツルしてきた。そのうち手のひらにチクチクと感じたが、点滴の抗がん剤のピリピリ感と同じように放っておけば症状は治まると思っていた。そのうち手のひらが乾燥しやすくなってきたため、市販の保湿剤を塗っていた。2コース目は、さらに手のひらが赤黒くなってきてチクチク感じたため、処方された保湿剤とステロイド軟膏を塗って改善した。このまま抗がん剤を飲み続けてもひどくならずに続けられると思っている。

iii 目標

現疾患と生活スタイルに配慮した治療薬の提案ができる。

iv 医療用語や事象を理解する

医療用語や事象を理解するため、以下について P.74 のワークシートに挙げてみましょう。

①提示症例の情報で、わからない医療用語や事象（他職種に聞きたいこと）

②自職種でアプローチできること（他職種と共有したいこと）

v 患者を理解する

患者を理解するため、以下について P.74 のワークシートに挙げてみましょう。

①症例から考えられる療養上の課題をまとめましょう。

②課題の解決に向けての対応を（各職種の視点で）考えてみましょう。

③患者および家族に聞きたいこと・伝えたいことを（各職種の視点で）まとめましょう（どの職種がどういう内容を話すか考えましょう）。

vi 患者や家族に医療面接

解釈モデルを読んで、以下について P.74 のワークシートにシミュレーションをしてみましょう。

患者に（医療面接）：

家族に（医療面接）：

vii 療養生活支援計画

療養生活支援計画を P.74 のワークシートにまとめてみましょう。

①治療目標を設定しましょう。

②面接を踏まえて患者の退院後の療養生活に向けた課題を（各職種の視点を踏まえてチームとして）検討しましょう（現在ある課題、今後予測される課題)。

③課題に対する対応を（各職種の視点を踏まえてチームとして）考えましょう（在宅療養生活で注意すること、必要となる社会資源などを、どの職種がどのように伝えるか考えましょう)。

viii 本症例での薬学生に期待する視点

患者の薬学的な理解：薬物治療環境を踏まえ、薬学的な視点からプロブレムリストを作成してみよう！

＃1　原疾患に対する薬物療法の意義について

＃2　食事摂取量について

＃3　食欲不振、悪心について

＃4　口内炎について

＃5　しびれについて

＃6　手足症候群について

薬学的な治療薬の理解：予後を推定した薬物治療

＃1　原疾患に対する薬物療法の意義について

本患者は、S 状結腸がん Stage IV、肝臓、肺に転移があり、さらに腹膜播種も発現しており、現時点で手術適応はありません。肝転移、肺転移のみであれば抗がん剤治療により縮小すれば手術可能（コンバージョン）となる可能性もあります。しかし、腹膜播種があるためコンバージョンを期待することも難しいです。そうなると本患者の治療目標は、「延命を目的として抗がん剤治療を行い、QOL を維持すること」となります。まず、この治療目標について本患者に対応する医療チーム全体で共通認識を持つことが、今後の対応を考えることが必須です。本患者では順調に治療が進行した場合、予後 30 か月を超えることが予想されます。長期にわたるがん薬物療法において、患者の QOL を損なうことなく治療を続けられるように継続した薬物療法の支援が必要です。ただし、予後について薬剤師から患者に伝えることはありません。現在の病状や予測される予後については、主治医より患者に伝えられます。患者から「あとどのくらい生きられますか？」と問われることはよくあることです。その際は主治医からどのように聞いているかを確認し、そのことに対する患者の思いに耳を傾け、得られた情報は医療チームのスタッフ間で共有することが重要です。

薬学的な治療薬の理解：予測される症状に対する治療薬の対策

＃2　食事摂取量について

本患者は、現時点では原疾患による食欲不振のみならず、抗がん剤による悪心・嘔吐(chemotherapy induced nausea and vomiting；CINV)、食欲低下や口内炎も重なり、ほとんど経口摂取できていません。体重も減少してきており低栄養状態が予想されます。本来必要な1日の基礎エネルギー消費量（basal energy expenditure；BEE）は、Harris-Benedict 式より1,155kcal と算出されます。活動係数 1.2（ベッド上安静と仮定)、ストレス係数 1.2（がんおよび口内炎による組織損傷）を掛けて、本患者の1日あたりのエネルギー必要量は少なく見積もっても1,663kcal と推定されます。経口摂取が改善するまでは、食事と並行して経腸栄養、必要に応じて経静脈栄養を併用し1日に必要なエネルギーを確保する必要があります。ただし、慢性的な低栄養状態の患者にいきなり必要エネルギーを補充すると、リフィーディング症候群により逆に全身状態が悪化し重篤な転機をたどる可能性があります。したがって、低栄養状態が長期にわたる場合は、血清 K、P、Mg をモニターしながら必要エネルギーの 25 ～ 50%から開始し、4～7日で徐々に投与エネルギーを増量する段階的なエネルギー補充が必要です。同時に、CINV、食欲不振、口内炎に対する支持療法を行い、経口摂取を改善するためのアプローチが必要です。また、本患者は、最近2か月で約 2kg の体重減少があり、食欲低下もあることから、がん悪液質を伴っていることが考えられます。我が国では、がん悪液質の治療薬としてアナモレリンが保険承認されており、支持療法の選択肢の1つとして考慮されます。

＃3　食欲不振、悪心について

本患者は、原疾患による食欲不振に加え、抗がん剤治療（CAPOX 療法）による悪心・食欲低下も生じていると考えられ、ほとんど経口摂取できていないことから程度は Grade 3 (CTCAE v.5）と評価されます。CAPOX 療法の催吐性リスクは中等度であり、標準的な予防制吐療法にてコントロールできない場合には、症状アセスメントに基づく支持療法の追加が必要です。本患者は、予防制吐療法としてアプレピタント＋グラニセトロン＋デキサメタゾン併用療法を行っていますが、CAPOX レジメン開始後1週間程で食欲が低下し、その後のカペシタビン継続によりさらに悪化しています。食べる気が起こらないとの訴えより、食後に悪心が悪化するわけではなく、体動時に気持ち悪くなるというわけでもありません。便秘やイレウスなどの消化管通過に問題がないことを確認した上で、CINV に対し保険適用を有するオランザピンが選択肢の1つとして考慮されます。ただし、糖尿病の既往がある場合には禁忌となるため確認が必要です。その他、メトクロプラミドやドンペリドンは消化管運動低下により胃排出遅延がある場合に考慮する必要があります。低栄養や脱水を伴う場合には、血清 Na、Ca などの電解質異常も悪心の要因となるため、確認の上、異常があれば補正する必要があります。また、CAPOX 再開時はカペシタビンの減量を考慮する必要があります。

＃4　口内炎について

本患者は、水を飲んでもしみるほど口内炎が悪化しています。したがって、その程度は Grade3 と評価されます。口内炎に対しては、まず口腔内を清潔に保つことが大切です。次に保湿が重要です。治療薬としては、アズレンスルホン酸ナトリウムによる含嗽、半夏瀉心湯の含嗽服用、それでも改善しない場合には、口腔内感染を除外した上でデキサメタゾン口腔用軟

表 5-1　有害事象共通用語基準（CTCAE Ver.5）

	Grade 1	Grade 2	Grade 3	Grade 4	Grade 5
食欲不振	摂食習慣の変化を伴わない食欲低下	顕著な体重減少や栄養失調を伴わない摂食量の変化；経口栄養剤による補充を要する	顕著な体重減少または栄養失調を伴う（例：カロリーや水分の経口摂取が不十分）；静脈内輸液 / 経管栄養 /TPN を要する	生命を脅かす；緊急処置を要する	死亡
悪心	摂食習慣に影響のない食欲低下	顕著な体重減少，脱水または栄養失調を伴わない経口摂取量の減少	カロリーや水分の経口摂取が不十分；経管栄養 / TPN/ 入院を要する	-	-
嘔吐	治療を要さない	外来での静脈内輸液を要する；内科的治療を要する	経管栄養 /TPN/ 入院を要する	生命を脅かす	死亡
口腔粘膜炎（口内炎）	症状がない，または軽度の症状；治療を要さない	経口摂取に支障がない中等度の疼痛または潰瘍；食事の変更を要する	高度の疼痛；経口摂取に支障がある	生命を脅かす；緊急処置を要する	死亡
末梢性運動ニューロパチー（末梢神経障害（運動性））	症状がない；臨床所見または検査所見のみ	中等度の症状；身の回り以外の日常生活動作の制限	高度の症状；身の回りの日常生活動作の制限	生命を脅かす；緊急処置を要する	死亡
末梢性感覚ニューロパチー（末梢神経障害（感覚性））	症状がない	中等度の症状；身の回り以外の日常生活動作の制限	高度の症状；身の回りの日常生活動作の制限	生命を脅かす；緊急処置を要する	-
手掌・足底発赤知覚不全症候群（手足症候群）	疼痛を伴わない軽微な皮膚の変化または皮膚炎（例：紅斑，浮腫，角質増殖症）	疼痛を伴う皮膚の変化（例：角層剥離，水疱，出血，亀裂，浮腫，角質増殖症）；身の回り以外の日常生活動作の制限	疼痛を伴う高度の皮膚の変化（例：角層剥離，水疱，出血，亀裂，浮腫，角質増殖症）；身の回りの日常生活動作の制限	-	-

CTCAE：Common Terminology Criteria for Adverse Event
https://jcog.jp/assets/CTCAEv5J_20220901_v25_1.pdf より一部抜粋改変

膏の使用が推奨されています。CAPOX 再開時にはカペシタビンの減量を考慮する必要があります。

 # 5　しびれについて

オキサリプラチンによる末梢神経障害は、発現率 96.6%とオキサリプラチンの投与によりほとんどの患者で発現します。特にオキサリプラチンによる急性の末梢神経障害は投与直後から発現し、冷感刺激により増悪するのが特徴です。慢性の神経障害として用量依存性、蓄積性に悪化し、投与回数を重ねるごとに持続期間も延長します。本患者は、冷たいものに触るとピリッとする感覚を経験しており、日常生活に支障をきたしているわけではなく、その程度はGrade2と評価されます。しかし、現時点で末梢神経障害の予防として推奨されている薬剤はありません。オキサリプラチンによる末梢神経障害は、重症化する前にオキサリプラチンを休薬して、治療を継続し、その後オキサリプラチンを再開する方法（STOP & GO）により、治療効果が維持され末梢神経障害の重症化が回避できることが報告されています[2)]。抗がん剤による末梢神経障害に対する治療薬としてデュロキセチンの有効性が示され[3)]、末梢神経障害の原因薬剤の投与終了後の治療に推奨されています[4)]。プレガバリンやミロガバリンは末梢神経障害に対する保険適用があり、末梢神経障害に対する支持療法の選択肢となります。

 # 6　手足症候群について

手足症候群はカペシタビンの特徴的な副作用のひとつであり、CAPOX併用療法では全Gradeで75%を超える発現率が報告されています[5)]。本患者は、手のひらにチクチクと感じていますが、日常生活に支障はなく、Grade 1と評価されます。手足症候群に対する対処法としては、保湿剤やステロイド外用が有効とされており、本患者は両剤の処方により症状改善が認められました。手足症候群は、手掌や足底部などの荷重のかかる部位に発現しやすいため、重いものを持つことを控えたり、厚手の靴下などにより荷重を分散したりするなどの対応も必要です。

多職種と協働した薬物療法は、どんなことがありますか？

これらの情報を踏まえ、患者とその家族、医師、看護師などの医療スタッフといかにコミュニケーションを取るかが重要です。本症例では、先述した6つのプロブレムすべてについて患者・家族を含めた多職種で情報共有を行いケアすることが必要です。

医療チームの中で薬学的な薬物療法の支援、特に支持療法を実践するためには、症状把握とアセスメントが必要であり、アセスメントは薬学的な視点で評価することが重要です。これを基盤としてエビデンスに沿った支持療法を提案し、患者を指導します、その際、医療従事者間で共通の評価尺度を用いてアセスメントを行います〔CTCAE（表5-1）など〕。同じ評価尺度を用いた場合でも評価する医療従事者によって異なる場合があります。たとえば、患者は医師には副作用の詳細な症状を伝えるのを控える場合があります。職種により評価が異なる場合は、情報のすり合わせが必要です。他職種の評価の有無にかかわらず薬剤師は薬学的視点を持ってアセスメントを行い、これに基づいて最適と考えられる薬剤を選択し、用法用量をはじめ、薬理作用、エビデンスやガイドラインなど根拠となる情報を含め、患者の生活環境をも考慮し処方提案を行います。提案が採用された場合には、患者にその薬剤の使用法や注意すべき副作用を丁寧に説明し自己管理を促します。その後の経過について効果や副作用を評価し、増量や減量、薬剤変更の必要性について再検討することが必要です。医療従事者間での対話において医療専門用語を適切に用いることが円滑な相互理解につながりますが、その理解度は専門職により異なり、患者にとっては理解が難しいです。各職種に対してわかりやすい表現で対話することにより、情報を的確に伝えることが相互理解や最適な薬物療法の実現へとつながります。がん患者との対話において、基本的にがんに罹患したことのない医療従事者が、患者の苦悩を理解することは難しいです。患者の苦悩を理解していることを伝えるよりも、理解しようと努力している姿勢を示すことが大切です。

【参考文献】

1) CTCAE：Common Terminology Criteria for Adverse Event
URL: http://www.jcog.jp/doctor/tool/ctcaev5.html

2) Tournigand C, et al. OPTIMOX1: a randomized study of FOLFOX4 or FOLFOX7 with oxaliplatin in a stop-and-Go fashion in advanced colorectal cancer--a GERCOR study. J Clin Oncol. 2006; 24(3): 394-400. doi: 10.1200/JCO.2005.03.0106

3) Smith EM, et al. Effect of duloxetine on pain, function, and quality of life among patients with chemotherapy-induced painful peripheral neuropathy: a randomized clinical trial. JAMA. 2013; 309(13): 1359-1367. doi: 10.1001/jama.2013.2813

4) Loprinzi CL, et al. Prevention and Management of Chemotherapy-Induced Peripheral Neuropathy in Survivors of Adult Cancers: ASCO Guideline Update. J Clin Oncol. 2020; 38(28): 3325-3348. doi: 10.1200/JCO.20.01399

5) がんサポーティブケア学会編 . がん化学療法に伴う末梢神経障害診療ガイドライン 2023 年版 第 2 版 . 東京：金原出版；2023

6) ゼローダ®錠 300 適正使用ガイド . 東京：中外製薬株式会社；2020. pp. 45-48.

（築山　郁人）

memo

ワークシート：入院症例

医療用語や事象を理解する

①提示症例の情報で、わからない医療用語や事象（他職種に聞きたいこと）。

②自職種でアプローチできること（他職種と共有したいこと）。

患者を理解する

①症例から考えられる療養上の課題をまとめましょう。

②課題の解決に向けての対応を（各職種の視点で）考えてみましょう。

③患者および家族に聞きたいこと・伝えたいことを（各職種の視点で）まとめてみましょう（どの職種がどういう内容を話すか考えておきましょう）。

■ **患者や家族に医療面接**

患者に（医療面接）：

家族に（医療面接）：

■ **療養生活支援計画のまとめ**

①治療目標を設定しましょう。

②面接を踏まえて患者の退院後の療養生活に向けた課題を（各職種の視点を踏まえてチームとして）検討しましょう（現在ある課題、今後予測される課題）。

③課題に対する対応を（各職種の視点を踏まえてチームとして）考えましょう（療養生活で注意すること、必要となる社会資源などをどの職種がどのように伝えるか考えましょう）。

❷ 高血圧

i 症例

53 歳、男性。

A クリニックに高血圧のため外来通院中。腎機能の精査を行い軽度腎機能障害と診断され、処方が変更となった。2 か月後（本日）の定期受診後にかかりつけの B 保険薬局に処方箋を持ってきた。

主　　訴：血圧コントロール不良、軽度腎機能障害

現 病 歴：健康診断で血圧が高いと指摘され、A クリニックにて薬物治療を継続中。

50 歳の時、健康診断の結果「受診勧奨（D2）」を受けて A クリニックを受診し、高血圧と診断された（収縮期血圧 167 mmHg ／拡張期血圧 110 mmHg）。

生活指導（食塩摂取量 6 g ／日未満、節酒、節煙）と運動療法（1 日 1 万歩歩行）に加え、薬物療法（アムロジピン錠 5 mg　1 回 1 錠　1 日 1 回朝食後）が導入された。

A クリニックに約 1 年間通院し、その間に収縮期血圧 131 mmHg ／拡張期血圧 91 mmHg に徐々に低下していたが、仕事が忙しくなり通院を中断した。

53 歳の時、健康診断での「受診勧奨（D2）」の判定が続いていたため、血圧コントロール目的で再度 A クリニックを受診した。再検査の結果、高血圧に加え合併症（軽度腎機能障害）の進行状況について説明を受けた。以前の内服薬にエナラプリルマレイン酸塩錠 5 mg　1 回 1 錠　1 日 1 回朝食後が追加された。2 か月後（本日）、定期受診後にかかりつけの B 保険薬局に処方箋を持ってきた。

再検査時所見（2 か月前）：収縮期血圧 187 mmHg ／拡張期血圧 131 mmHg。尿タンパク（2 +）

定期受診時所見（本日）：収縮期血圧 158 mmHg ／拡張期血圧 109 mmHg。尿タンパク（1 +）

診　　断：本態性高血圧、軽度腎機能障害（2 期）

動脈硬化性疾患なし（頸動脈エコー：IMT 肥厚なし、プラークなし、トレッドミル心電図：異常なし）

罹 病 歴：3 ～ 4 年

身体所見：身長 167 cm、体重 70 kg（標準体重 61.4 kg）、BMI 25.1、腹囲 87 cm

治療状況：1）食事療法：指示エネルギー（適正エネルギー量）：1,842 ～ 2,149 kcal ／日（30 ～ 35 kcal ／ kg 標準体重）、食塩摂取量：6 g ／日未満、タンパク質摂取量：36.8 ～ 49.1 g ／日（0.6 ～ 0.8 g/kg 標準体重）

2）運動療法：1 日 1 万歩歩行

3）薬物療法：アムロジピン錠 5 mg　1 回 1 錠　1 日 1 回朝食後

エナラプリルマレイン酸塩錠 5 mg　1 回 1 錠　1 日 1 回朝食後

職　　業：会社員（営業職）

家族構成：分譲マンションに妻（52 歳、パートタイム）との 2 人暮らし。
子ども 1 人（長女 24 歳：独身、地方勤務、実家まで車で 45 分程度の近郊に在住）

既 往 歴：感冒時や検診目的でかかりつけ医を受診する程度

生 活 歴：喫煙歴 1 日 10 本（22 ～ 50 歳の 28 年間：1 日 20 本、50 歳～現在の 3 年間：1 日 10 本に節煙）、飲酒歴 機会飲酒。

家 族 歴：実父 高血圧、腎不全で 5 年前に死去（享年 72 歳）、実母 高血圧、脳梗塞で 3 年前に死去（享年 72 歳）。

ii 解釈モデル

食事療法について

- 2 週に 1 回（休日）、昼過ぎから夜（14 ～ 22 時）に長女が帰省するため、一緒に夕食（外食や出前）を摂る。職場の愚痴を聞かされるが、元気に過ごしている様子を確認できて安心。
- 以前より、栄養指導を受けて妻に適正な食事を作ってもらっていたが、営業回りや職場の付き合いで外食することが多い。早朝から弁当を作ってもらうのも悪いと思い、外食が中心の生活になっている。

運動療法について

- 1 日 1 万歩は歩くように言われているが、意識していない。移動は主に営業車であるが、営業回りしている間は歩いていると思う。

薬物療法について

- アムロジピン錠とエナラプリル錠は 1 日 1 回朝食後であるため、出勤のため慌てて家を出るとつい薬を飲み忘れてしまう。主治医には相談できなかったが、薬を飲んでいると咳き込むことがある。薬の説明文書にも咳が出るようなことが書いてあったため、会議や商談がある日には気になるので飲んでいない。2 種類に増えたことも煩わしく感じており、実際には週の半分くらいしか飲めていない。

降圧薬治療に対する思い

- 以前に降圧薬を飲んでいた時は血圧が安定していたが、安定してからもずっと同じ処方が続くので、いつまで飲み続ければよいのか疑問に思っている。
- 仕事が忙しくなって病院に通わなくなったら血圧が上がってしまったので、薬を飲まないといけないことはわかっている。

血圧測定について

- 診察時にいつも血圧が高いと言われるが、自分で測るとそこまで高くない。家で毎日測定するように言われているが、仕事が朝早くから始まり、帰宅する時刻も遅くなることが多いので測るのが面倒である。目標は診察室で測った時に 130 ／ 80 mmHg らしい。たまに家で測ると145／95 mmHg前後なのでそこまで悪いとは思っていない。診察前には待合室でいつも血圧を測定しているが、そのときは155／115 mmHg前後。やや高いが誤差範囲と思っている。診察室で測定してもらうと血圧が高くなってしまうがなぜであろうか。

合併症について

●最近、仕事が忙しく疲れていることもあり、肩こりや頭痛、めまいがある。尿が泡立つのも気になっていたが、健康診断でタンパク尿であることが確認された。

●血圧が高いまま放っておくと、動脈硬化や脳卒中の原因になること、腎臓が悪くなることなどを聞いて驚いている。

iii 目標

基礎疾患と生活スタイルに配慮した治療薬の提案：よりよい血圧コントロールを目指した薬物治療・生活指導ができる。

iv 医療用語や事象を理解する

医療用語や事象を理解するため、以下についてP.82のワークシートに挙げてみましょう。

①提示症例情報中でのわからない医療用語や事象（他職種に聞きたいこと）

②自職種でアプローチできること（他職種と共有したいこと）

v 患者を理解する

患者を理解するため、以下についてP.82のワークシートに挙げてみましょう。

①症例から考えられる療養上の課題をまとめましょう。

②課題の解決に向けての対応を（各職種の視点で）考えてみましょう。

③患者および家族に聞きたいこと・伝えたいことを（各職種の視点で）まとめましょう（どの職種がどのような内容を話すか考えましょう）。

vi 患者や家族に医療面接

解釈モデルを読んで、以下についてP.82のワークシートにシミュレーションをしてみましょう。

患者に（医療面接）：

家族に（医療面接）：

vii 療養生活支援計画

療養生活支援計画をP.82のワークシートにまとめてみましょう。

①治療目標を設定しましょう。

②面接を踏まえて患者の療養生活に向けた課題を（各職種の視点を踏まえてチームとして）検討しましょう（現在ある課題、今後予測される課題）。

③課題に対する対応を（各職種の視点を踏まえてチームとして）考えましょう（療養生活で注意すること、必要となる社会資源などをどの職種がどのように伝えるか考えましょう）。

viii 本症例での薬学生に期待する視点

薬剤師は適正な薬物治療の提供にあたり、患者の臨床的背景を把握し、患者が使用する薬剤の有効性と安全性の評価を行います。その際にアドヒアランスを確認しておくことがとても重要となります。目標血圧に到達する降圧療法中の患者は30～50%程度とされ、血圧コントロール不良となる患者側の要因として「アドヒアランス不良」や「生活習慣の修正が不十分であること」などが挙げられています[1)]。

本症例では、「出勤のため、朝食後服用の処方薬を飲み忘れる」「薬を飲むと咳き込む」「薬剤が2種類に増えて煩わしく感じている」「いつまで飲み続ければよいのか疑問に思っている」ことがアドヒアランス不良の原因となり、血圧コントロール不良につながっていることを他の職種と情報共有します。飲み忘れなどにより残薬があれば、その対策や処方日数の調整を主治医に提案します。しかし、副作用が原因でアドヒアランス不良となっている場合には、処方変更の提案を検討することになります。複数の降圧薬を使用している場合には、合剤に処方変更することでアドヒアランス向上につながることがあります。高血圧治療の目的についても理解を深めてもらう必要があります。高血圧は「サイレントキラー」とも呼ばれ、それ自身に特有の症状がないため、気付かないうちに脳血管疾患、心血管疾患、慢性腎臓病（Chronic Kidney Disease：CKD）などの合併症が進行してしまうことがあります。良好な血圧コントロールを維持して合併症を予防する重要性について患者に説明し、不安を取り除くとともに治療への積極的な参加を促すように働きかけます。

生活習慣の修正は降圧効果が期待されるだけでなく、降圧薬の作用増強や投与量の減量にもつながることが期待されます。食事療法については、管理栄養士から日常生活で注意すべきポイントを説明してもらい、ストレスなく日常生活に取り入れて継続できるプランを提案してもらうとよいでしょう。食事を管理している家族にも説明して、協力を得ることが重要です。運動療法については、血圧を下げて心血管イベントを回避するために毎日運動を行い、中等度（150～300分／週以上）あるいは強度（75～150分／週以上）の有酸素運動を取り入れることが推奨されています[2)]。出勤時の移動手段として車を使わず徒歩や自転車などに変更できないか提案したり、理学療法士と相談して運動習慣の見直しを図ったりすることが望まれます。飲酒量の制限や禁煙などを勧めることも、心血管リスクを軽減するのに重要です。表5-2[2)]について、しっかりと説明できるようにしましょう。

表 5-2　高血圧治療における服薬指導ポイント

高血圧治療について	・降圧薬を服用し、血圧をコントロールする ・定期的に服用しないと、十分な効果が得られない ・服用時間を遵守しなかった場合の血圧への影響や合併症のリスクについて理解を促す
降圧薬について	・薬剤の種類、特徴、持続時間 ・使用する降圧薬の名称、剤形、色、大きさ、服用数、服用時点
日常生活上の注意	・生活習慣病であることを再認識してもらい、不摂生な生活は避けるように指導する ・減塩（食塩相当量：5 g／日未満、ナトリウム：2 g／日未満)、ダッシュダイエット（野菜・果物・多価不飽和脂肪酸・低脂肪乳製品の摂取、動物性食品より植物性食品の摂取など)、カリウム摂取（3.5 g／日)、節酒、禁煙、運動、体重減量、ストレスマネジメントなどを行う[2)] ・腎機能障害患者や肥満・糖尿病患者など、電解質や脂質・糖質の摂取に制限を要する場合には、食事内容にさらなる注意が必要となる
血圧の改善後の注意	・血圧は改善しても、病気自体は治っているわけではない ・合併症を防ぐために治療を継続する ・医師の指示に従って降圧療法を行い、自己中断は絶対にしない

Mancia G, et al.: J Hypertens 2023; 41（12）: 1874-2071[2)] を参考に筆者作成

【参考文献】

1）Burnier M, et al. Adherence in Hypertension. Circ Res. 2019; 124(7): 1124-1140. doi: 10.1161/CIRCRESAHA.118.313220

2）Mancia G, et al. 2023 ESH Guidelines for the management of arterial hypertension The Task Force for the management of arterial hypertension of the European Society of Hypertension: Endorsed by the International Society of Hypertension (ISH) and the European Renal Association (ERA). J Hypertens. 2023; 41(12): 1874-2071. doi: 10.1097/HJH.0000000000003480.

（吉見　陽）

memo

ワークシート：外来症例

医療用語や事象を理解する

①提示症例の情報でのわからない医療用語や事象（他職種に聞きたいこと）。

②自職種でアプローチできること（他職種と共有したいこと）。

患者を理解する

①症例から考えられる療養上の課題をまとめましょう。

②課題の解決に向けての対応を（各職種の視点で）考えてみましょう。

③患者および家族に聞きたいこと・伝えたいことを（各職種の視点で）まとめてみましょう（どの職種がどういう内容を話すか考えておきましょう）。

患者や家族に医療面接

患者に（医療面接）：

家族に（医療面接）：

療養生活支援計画のまとめ

①治療目標を設定しましょう。

②面接を踏まえて患者の療養生活に向けた課題を（各職種の視点を踏まえてチームとして）検討しましょう（現在ある課題、今後予測される課題）。

③課題に対する対応を（各職種の視点を踏まえてチームとして）考えましょう。（療養生活で注意すること、必要となる社会資源などをどの職種がどのように伝えるか考えましょう）。

③ 精神疾患

i 症例

32 歳、女性。

A 病院に薬剤調整のため入院中。ふらつきがひどく、そわそわ感がある。薬を減量して欲しいと思いながら、病室で座っている。

主　訴：ふらつき、そわそわ感をなんとかしてほしい。

現 病 歴：X − 10 年：コンピューター関係の専門学校を卒業後、コンピューター関連の会社に就職し、2 年間勤務するが職場に溶け込めず、退職した。

X − 8 年：会社を退職後、自宅に引きこもりがちになり、頭の中にマイクロチップが埋め込まれていて、自分の考えが周りの人に伝わっているように感じるなどの妄想を訴え始めた。そのため、母親に付き添われ、B 心療内科を受診し、統合失調症と診断された。オランザピン錠 5 mg ／日の内服治療が開始された。

X − 4 年：B 心療内科にしばらく通院していたが、関係妄想（周囲の人がしゃべっていると自分の悪口を言われているように感じる）を訴え、幻聴も悪化し、A 病院にて入院治療を実施した。オランザピン錠を 5 mg ／日から 10 mg ／日に増量し、リスペリドン錠 2 mg ／日の追加により症状は安定した。

X 年：退院後、A 病院にしばらく通院していたが、症状が再燃し、リスペリドン錠の投薬量が 4 mg ／日に増加し、現在の処方内容になった。今回、薬剤調整の目的で A 病院の入院となった。

診　断：統合失調症

罹 病 歴：約 10 年

身体所見：身長 158 cm、体重 78 kg（4 年間で 15 kg 増加）、BMI 31.2

薬物療法：

薬剤	用量	回数	時期
オランザピン錠 5 mg	1 回 1 錠	1 日 2 回	朝夕食後
リスペリドン錠 2 mg	1 回 2 錠	1 日 2 回	朝夕食後
ビペリデン塩酸塩錠 1 mg	1 回 2 錠	1 日 3 回	朝昼夕食後
酸化マグネシウム錠 330 mg	1 回 1 錠	1 日 3 回	朝昼夕食後
エスゾピクロン錠 1 mg	1 回 1 錠	1 日 1 回	就寝前
ロラゼパム錠 1 mg	1 回 1 錠	頓服（不安時）	

職　業：無職（20 ～ 22 歳まで経験）

家族構成：一戸建家屋に父親（66 歳、退職）、母親 64 歳（主婦）との 3 人暮らし。兄弟は 1 人（弟、28 歳、既婚、大学卒業後に東京に在住）。

既 往 歴：特になし。

生 活 歴：喫煙歴 なし、飲酒歴 なし。

家 族 歴：父 高血圧、母 糖尿病。

ii 解釈モデル

薬物療法について

●母親によると、「最近はほとんど処方通りに服用できている」とのことであるが、「いつまで薬を飲み続ける必要があるのか」と漏らしている。

●毎日、母親に薬の管理をしてもらっているが、薬の種類と錠数が多くて困っている。

●関係妄想や幻聴はまだ時々あり、週 2 日ほど眠れない時があり、一晩中起きていることもある。

副作用について

●最近は立ち眩みがひどく、夜中に目が覚めてトイレに行く途中に転んでしまったことがある。

●夕方になると、足がむずむずしてじっとしていられない時がある。

●ここ何年か生理がきていない。

●食欲が増え、1 日 4 食食べており、夜もお菓子やラーメンを食べている。

●排便は 2 日に 1 回であるが、1 週間便が出ない時もある。

●今回の入院時の血液検査値：HbA1c 7.5%、空腹時血糖値 210 mg/dL

今後について

●両親も高齢となり、自立して生活ができるようにしたいと考えているが、どうしていけばよいかわからない。

iii 目標

副作用の軽減を考慮した長期継続可能な治療薬の提案：精神症状の安定を維持し、副作用の軽減を目指した減薬・減量の計画や他剤への変更が提案できる。

iv 医療用語や事象を理解する

医療用語や事象を理解するため、以下について P.90 のワークシートに挙げてみましょう。

①提示症例の情報で、わからない医療用語や事象（他職種に聞きたいこと）

②自職種でアプローチできること（他職種と共有したいこと）

v 患者を理解する

患者を理解するため、以下について P.90 のワークシートに挙げてみましょう。

①考えられる療養上の課題をまとめましょう。

②課題の解決に向けての対応を（各職種の視点で）考えてみましょう。

③患者および家族に聞きたいこと・伝えたいことを（各職種の視点で）まとめましょう（どの職種がどういう内容を話すか考えましょう）。

vi 患者や家族に医療面接

解釈モデルを読んで、以下について P.90 のワークシートにシミュレーションをしてみましょう。

患者に（医療面接）：

家族に（医療面接）：

vii 療養生活支援計画

療養生活支援計画を P.90 のワークシートにまとめてみましょう。

①治療目標を設定しましょう。

②面接を踏まえて患者の退院後の療養生活に向けた課題を（各職種の視点を踏まえてチームとして）検討しましょう（現在ある課題、今後予測される課題）。

③課題に対する対応を（各職種の視点を踏まえてチームとして）考えましょう（在宅療養生活で注意すること、必要となる社会資源などをどの職種がどのように伝えるか考えましょう）。

viii 本症例での薬学生に期待する視点

薬剤師は、薬物治療に注目しがちでありますが、患者の生活状況やこれまでの処方薬の服薬状況を把握しなければなりません。問題点があれば、それに対する対応策を提案する必要があります。本症例では、「母親に薬の管理をしてもらっていますが、種類や錠数が多くて困っている」「ふらつき、そわそわ感をなんとかしてほしい」「生理が来ない」「食欲が増えて困っている」ことなどがアドヒアランス不良の原因になっています。これのため精神症状が不安定になっていることを他の職種と情報共有します。アドヒアランス不良の原因として、薬の副作用が深く関わっていることが知られています。残薬があれば、その対策を主治医に提案します。患者自身が治療について納得して服薬を続けるための提案については患者と相談して決めていきます。「副作用だから仕方がない」「言い出しにくい」と思っていることでも、まずは医療従事者に相談するように促し、患者やその家族が相談してもらえるような環境づくりも重要です。よく家族から「薬を飲んだ？」と確認されることが、非自発的に薬を飲んでいることに強い心理的ストレスを感じる患者も少なくありません。服薬の負担を減らし、副作用が少なく、継続できる薬物治療が望まれており、そのための処方提案や生活環境の改善などに関わっていくことが重要です。

本症例のように、患者の副作用への不安についても情報共有し、その不安を少しずつ取り除くようにします。体重増加による食事療法や運動療法の重要性については栄養士や看護師などが丁寧に説明し、継続できるようにしてもらいます。過食や便秘の苦痛を軽減し、患者のQOLが向上するような薬物療法を提案・実行することで不安定な精神症状が改善し、治療効果が増すことを説明することも重要なポイントとなります。いずれの職種からも、患者の自立したいという思いについて共感的態度で接し、具体的な説明や提案する必要があります。具体的な就労支援の提案については精神保健福祉士に相談するように促します。

一方、服薬アドヒアランスの低下は、患者側の要因が大きく、医療従事者側の問題点として挙げられるのが本症例のような抗精神病薬の多剤大量処方（ポリファーマシー）です。抗精神病薬の多剤併用により症状改善が増強されるというエビデンスは乏しく、むしろ副作用の発現リスクが上昇されることが懸念されており、抗精神病薬の単剤療法が推奨されています。日本のガイドライン[1, 2]でも単剤での治療が推奨されていますが、欧米では10年以上前から単剤処方率が90%以上であるのに対し、日本での単剤処方率は未だに44.4%にとどまっているのが現状です（精神科臨床薬学研究会、精神科処方調査、2020年）。多剤大量療法が行われている理由のひとつとして薬剤への反応性が考えられています。統合失調症の30%程度は抗精神病薬への反応が乏しいことが知られており、そのため、単剤で治療を開始して効果が得られないと、作用機序の異なる薬剤を併用して症状の改善を試みるということが行われています。こうした経緯があると、たとえ併用療法で症状が落ち着いたとしても、いざ減薬を試みると症状が悪化してしまい、すぐに元の処方に戻さざるを得ないという悪循環に陥ります。服薬アドヒアランスを向上させるためには、医療者と患者が一緒に考えて治療方針を決定していくShared Decision Making（SDM）の実践も非常に重要です。

本症例において認められる副作用は多剤大量療法に起因している可能性が高いことから、処方の単純化、最適化が求められます。減量プログラムのひとつとしてSCAP（Safety Correction of high-dose Antipsychotic Polypharmacy）法による減量・減薬があります。SCAP法は、すべての抗精神病薬の力価を日本で最初に臨床で用いられたクロルプロマジン（Chlorpromazine：CP）を基準とした力価に換算（CP換算）[3]して減量速度を決定していく方法です[4]。筆者らが行ったSCAP法を用いた減薬・減量支援でも、精神症状を悪化させることなく多剤大量投与の是正が可能であり、抗コリン性の副作用のために処方されていた抗パーキンソン病薬などの薬剤の減薬も可能となりました[5]。実際に減薬・減量計画を作成して、医師に提案するシミュレーションをしてみましょう。

最後に、精神科の患者にどのように接していいかわからないと苦手意識を持つ薬剤師も多いのですが、その苦手意識がスティグマの一種だということを認識することも重要です。「スティグマ」とは偏見・差別のことです。統合失調症の患者は対応が難しい、これ以上よくならないという思い込みが存在し、その患者に積極的な介入をしようと思わなくなってしまいます。つまり、スティグマが原因で、他の疾患では受けることのできる医療サービスから患者を遠ざけてしまっているのです。患者としては「薬剤師にもいろいろ相談したい。けれど、忙しいのか無視されているのか、目すら合わせず話も事務的に終わってしまう」という患者の経験談を聞いたことがあります。逆に、薬剤師は「あまり余計なことをいってはいけないと思い、事務的な態度になっていた」という実態もありました。

統合失調症の患者も、他の疾患の患者と同様に治療を必要とすることを理解してスティグマを是正するためには、こうした相互の理解促進が必要であると考えています。

以上のことを踏まえて、表 5-3 を参照して、しっかりと説明できるようにしましょう。

表 5-3　服薬指導のポイント

服薬アドヒアランスについて	直接「お薬はきちんと飲めていますか？」とお聞きしても、「はい」としか言ってもらえないことが多いです。「お薬を飲むにあたって、何か不安なこと、不都合なことはありますか？」との問いかけにより、アドヒアランスを評価します。本症例のように、「お薬の数が多くて困っている」と答えが返ってきた場合は、お薬が減らせないか、主治医と一緒に相談しましょうと安心していただくことが重要です。
病識について	服薬アドヒアランスと深く関係しているのが病識です。病識は、病気の知識があるかないかではなく、患者さん自身が病気という自覚があるかどうかが問題になります。病気の知識があっても、ご本人がその病気に当てはまらないと思ってしまえば、「病識が欠如」している状態にあります。病識の欠如はアドヒアランスの低下につながります。今、現在、ある症状（幻聴、妄想など）、過去に経験した症状について、イラストなどを利用して丁寧にお聞きし、その症状は病気によるものと認識していただくことが重要です[6)]。現在、幻聴や妄想がない患者さんの場合、「もう病気は治った」と言われる方も多いことから、「お薬が効いているのですね、症状が治まっているのは予防的にお薬を飲まれているからですね」と患者さんが怠薬しないように注意する必要があります。お薬をきちんと飲むことで、幻聴や妄想とかの今経験している症状がなくなって、毎日、安定した生活が送れるようになることをしっかり伝えることが重要です。
抗精神病薬について	治療効果については、しっかりお薬を飲んでいただくことで、幻聴や妄想が生じる頻度が少なくなってくることを伝えます。実際に服用し始めてからの症状の発現の程度を患者さんから聞き取ることが重要です。抗精神病薬のそれぞれの薬理学的な特徴は他の成書でしっかり理解しておきましょう。 副作用についても各薬剤の特徴を把握しておくのと同時に、抗精神病薬を減量や変薬することで、軽減できることをしっかり伝えましょう。減薬･減量の計画作成にあたっても患者さんとそのご家族と一緒に、計画を立てることが重要です。患者さんやご家族によっては、いざ減薬を始めると不安を強く感じる場合も少なくないことから、いつでも元に戻せることもしっかり伝えておきましょう。
今後の治療について	患者さんやご家族は、「この薬をいつまで飲み続けないといけないのか？」とよく疑問に持たれる場合が多いです。「高血圧の患者さんが、脳卒中や心筋梗塞にならないように、予防的に血圧の薬を飲んでいるのと同じように、しばらくは症状が治まっていても症状がぶり返さないように飲み続けることが重要です」「服用を続け、症状が安定してくれば、薬の量も少しずつ減らすことができ、副作用も軽減できることになります」と飲み続けることの意義をしっかり理解していただくことが重要です。その上で、自立した生活、学業や就労を強く希望する患者さんも多いことから、そのお話をしっかり聞いた上で、精神保健福祉士との就労支援の相談につなげていくことも重要です。

【参考文献】

1）統合失調症薬物治療ガイドライン 2022［Internet］. 日本神経精神薬理学会, 他（参照 2023 年 11 月 5 日）
https://www.jsnp-org.jp/csrinfo/img/togo_guideline2022.pdf

2）統合失調症薬物治療ガイド 2022―患者と支援者のために―. 日本精神薬学会；2023 年 2 月（参照 2023 年 11 月 5 日）
http://www.jsnp- org.jp/csrinfo/img/szgl_guide_all2022.pdf

3）肥田 裕丈, 他. 等価換算の活用法とピットフォール. 調剤と情報；2021: 27(2): 75-83.

4）助川 鶴平. 抗精神病薬の減量単純化のための減量速度一覧表の作成. 臨床精神薬理 . 2011; 14(3):

511-515.
5) 亀井 浩行, 他. 減薬・減量の提案とその実践. 調剤と情報 ; 2021: 27(2): 89-96.
6) 統合失調症を理解し、服薬指導ではなく服薬支援を［Internet］. 亀井浩行 ; 2022 年 9 月（参照 2023 年 11 月 5 日）
https://www.credentials.jp/2022-09/special/

（亀井　浩行）

ワークシート：入院症例

医療用語や事象を理解する

①提示症例の情報で、わからない医療用語や事象（他職種に聞きたいこと）。

②自職種でアプローチできること（他職種と共有したいこと）。

患者を理解する

①症例から考えられる療養上の課題をまとめましょう。

②課題の解決に向けての対応を（各職種の視点で）考えてみましょう。

③患者および家族に聞きたいこと・伝えたいことを（各職種の視点で）まとめてみましょう（どの職種がどういう内容を話すか考えておきましょう）。

患者や家族に医療面接

患者に（医療面接）：

家族に（医療面接）：

療養生活支援計画のまとめ

①治療目標を設定しましょう。

②面接を踏まえて患者の退院後の療養生活に向けた課題を（各職種の視点を踏まえてチームとして）検討しましょう（現在ある課題、今後予測される課題）。

③課題に対する対応を（各職種の視点を踏まえてチームとして）考えましょう（療養生活で注意すること、必要となる社会資源などをどの職種がどのように伝えるか考えましょう）。

④ 糖尿病

i 症例

61 歳、女性

A 病院に糖尿病教育のため入院中。インスリン療法導入は困ると思いながら、病室で座っている。

主　訴：血糖コントロール不良

現 病 歴：以前に健康診断で血糖値が高いと指摘されたこともあった（経過観察）。
50 歳の時、風邪をこじらせて動けなくなり、肺炎と診断され A 病院に入院し、抗菌剤の点滴治療。
入院中に初めて糖尿病と診断（空腹時血糖値 130 mg/dL、HbA1c 6.8%）。
退院時、食事療法 1,350 ～ 1,600 kcal ／日と運動療法（1 日 1 万歩歩行）に加え、薬物療法（グリメピリド錠 3 mg 1 回 1 錠　1 日 1 回朝食後）が導入。
退院後、A 病院にしばらく通院していたが、かかりつけ医を紹介され、約 10 年間 B クリニックに通院。その間、HbA1c 値は 7 ～ 8%と徐々に上昇し、血糖コントロール不良で、投薬量が増加し、現在の処方内容になった。
今回、血糖コントロール目的で再度 A 病院を紹介され受診し、1 週間の糖尿病教育入院となった。インスリン分泌量低下と合併症進行を説明された。内服薬のコントロールでは不十分と告げられ、インスリン自己注射を導入することが説明された。
入院時検査所見：血糖値 220 mg ／ dL、HbA1c 8.8%。

診　断：2 型糖尿病、3 大合併症（単純網膜症、軽度腎症：2 期、神経障害：手足のしびれ）動脈硬化性疾患なし（頸動脈エコー：IMT 肥厚なし、プラークなし、トレッドミル心電図：異常なし）。

罹 病 歴：約 10 年

身体所見：身長 155 cm、体重 55 kg（標準体重 52.8 kg）、BMI 22.8、腹囲 85 cm

治療状況：1）食事療法：指示エネルギー（適正エネルギー量）1,350 ～ 1,600 kcal ／日（25 ～ 30 kcal ／ kg）
2）運動療法：1 日 1 万歩歩行
3）薬物療法：

グリメピリド錠 1 mg	1 回 1 錠（1 日 3 錠）	1 日 1 回朝食後
ボグリボース錠 0.3 mg	1 回 1 錠（1 日 3 錠）	1 日 3 回毎食直前
メトホルミン塩酸塩錠 250 mg	1 回 2 錠（1 日 6 錠）	1 日 3 回毎食後

職　業：主婦（パートタイムの事務職を経験）

家族構成：一戸建家屋に夫（65 歳、退職済み）と小型犬との暮らし。子ども 2 人（長男:37 歳、既婚、地方勤務、長女：32 歳、既婚、実家まで車で 30 分程度の近郊に在住)。

既往歴：感冒時や検診目的でかかりつけ医を受診する程度。

生活歴：喫煙歴 なし、飲酒歴 機会飲酒。

家族歴：実父 高血圧、心筋梗塞、胃がんで死去、実母（88 歳）糖尿病、脳梗塞で死去。

ii 解釈モデル

食事療法について

- 週に 2 回（平日や休日）、日中（11 ～ 17 時）に長女が孫を連れて遊びに来るため、孫と一緒に外食や間食をすることが楽しみ。
- 以前より、栄養指導を受けて適正な食事を作っていたが、夫が働いていた時は自分のメニューと分けて食事を作らなくてはならないため大変であった。夫が退職してからは、あっさりとしたシンプルな料理が多い。

運動療法について

- 愛犬との散歩を毎朝の日課として行っている。1 日 1 万歩と言われているが、歩こうと思うと膝が痛くなって、思ったほど歩けない。整形外科を受診した時に変形性膝関節症と診断され、安静にするよう指示され、運動療法は十分にできていない。

薬物療法について

- グリメピリド錠は 1 日 1 回朝食後なので、何とか服用できている。ボグリボース錠は 1 日 3 回の上、毎食直前のため、飲み忘れることがある。主治医には相談できなかったが、おならが出たり、下痢をしたりするので、外出する時には飲まないようにしていた。メトホルミン塩酸塩錠は、錠剤が大きくて飲みにくいので、錠数が多くて困っている。

インスリンに対する思い

- 実母が自宅でインスリン自己注射をしていたのを見て、怖いなという印象を持っていた。
- 近所の人より、昔から「インスリンを打つようになったら、もうおしまいだ。あそこの方も亡くなった」と聞いているので、インスリンは体の状態が悪い人が打つイメージがあり、怖い。
- 血糖値を自分で測定することもできることは知っている。

低血糖について

- 受診日は前日から、食事に気をつけて、当日は朝から食事を抜いて受診していた。朝服用して受診するが、以前、検査で低血糖と言われて看護師にブドウ糖を飲まされたことがあった。低血糖と言われても自覚はなかったが、ブドウ糖を飲まなくてはならないのかとも思った。それ以降は、食事を摂って受診するように言われていたが、控えめにしている。ボグリボース錠を飲んでいるため、低血糖のときはブドウ糖を飲むように言われているが、いつ飲んだらよいのかわからない。

HbA1c について

●HbA1c という値がいつも高いと言われるが、何の数字なのかよくわかっていない。以前説明されたような気もするが、6%くらいがよい値らしい。受診日にはいつも血糖と HbA1c の値を教えてもらっている。血糖値はそれほど高くないのに、HbA1c は高いと言われるのは、なぜであろうか。

合併症について

●最近、眼科で眼に何やら小さな出血があると言われ、HbA1c の値を確認された。糖尿病手帳と眼手帳を持っているので、そこに記入してもらっている。

●手足はしびれていて感覚が落ちていることに気がつくようになったが、その他の自覚症状がないため、それほど深刻に思っていなかった。3 大合併症があると言われて驚いている。

iii 目標

基礎疾患と生活スタイルに配慮した治療薬の提案：より良い血糖コントロールを目指したインスリン治療導入ができる。

iv 医療用語や事象を理解する

カルテの医療用語や事象を理解するため、以下について P.98 のワークシートに挙げてみましょう。

①提示症例の情報で、わからない医療用語や事象（他職種に聞きたいこと）

②自職種でアプローチできること（他職種と共有したいこと）

v 患者を理解する

患者を理解するため、以下について P.98 のワークシートに挙げてみましょう。

①症例から考えられる療養上の課題をまとめましょう。

②課題の解決に向けての対応を（各職種の視点で）考えてみましょう。

③患者および家族に聞きたいこと・伝えたいことを（各職種の視点で）まとめましょう（どの職種がどういう内容を話すか考えましょう）。

vi 患者や家族に医療面接

解釈モデルを読んで、以下について P.98 のワークシートにシミュレーションをしてみましょう。

患者に（医療面接）：

家族に（医療面接）：

vii 療養生活支援計画

療養生活支援計画を P.98 のワークシートにまとめてみましょう。

①患者の目標を設定しましょう。

②面接を踏まえて患者の退院後の療養生活に向けた課題を（各職種の視点を踏まえてチームとして）検討しましょう（現在ある課題、今後予測される課題）。

③課題に対する対応を（各職種の視点を踏まえてチームとして）考えましょう（療養生活で注意すること、必要となる社会資源などをどの職種がどのように伝えるか考えましょう）。

viii 本症例での薬学生に期待する視点

薬剤師は、新規の薬物治療に関与するだけでなく、これまでの処方薬の服薬状況を確認し、困っていることがあれば、それに対する対応策を提案しなければなりません。本症例では、「グリメピリド錠は錠剤が大きくて飲みにくい」「ボグリボース錠を服薬するとおならが出て困る、食直前のため飲み忘れる」ことがアドヒアランスの不良の原因になっていること、これらが血糖コントロール不良につながっていることを、他の職種と情報共有します。アドヒアランス不良により残薬があれば、その対策や次回の処方日数の調整を主治医に提案します。患者自身が治療について納得して服薬を続けるための工夫については患者と相談して決めていきます。「副作用だから仕方がない」「言い出しにくい」と思っていることでも、まずは医療従事者に相談するように促し、患者やその家族が相談してもらえるような工夫も大切です。「薬を飲ませる」のではなく、「薬を安心して飲める」ようにするために関わっていくことが重要です。

本症例のように、インスリン自己注射への患者の不安についても情報共有し、その不安を取り除くようにします。食事療法や運動療法の重要性については栄養士や看護師などから丁寧に説明し、継続できるようにしてもらいます。ただし、薬物療法とこれら療法をバランスよく行うことで治療効果が増すことを説明することも重要なポイントとなります。いずれの職種からも、インスリン療法（自己注射）に対する思いについて、共感的態度で接し、具体的な説明や提案する必要があります。たとえば「ずっと糖尿病治療を続けて頑張ってきましたね」など、「ねぎらい」の言葉をそれぞれの職種から声を掛け、インスリンに対する誤解や不安を取り除くことです。薬剤師は「現在、膵臓が疲弊している状態であり、飲み薬が効きにくくなっています。外からインスリンを補充することで、血糖値を出来るだけ正常に保ち、膵臓を休ませて回復を目指しましょう」などと説明し、コントロールができたことで、日常生活での改善が見込めることを説明します。新規に導入されるインスリン製剤について安心して使用してもらえるように説明します。表 5-4[1] について、しっかりと説明できるようにしましょう。

表 5-4　インスリン療法に対する服薬指導ポイント

インスリン療法について	✓インスリンを自己注射し、血糖値をコントロールする ✓適切に使用しないと、十分な効果が得られない ✓不安や恐れから抵抗を示す場合が多く、それらを取り除く必要がある
インスリンについて	✓製剤の種類、特徴、持続時間 ✓使用するインスリンの名称、注入ボタンの色、液の色調、投与単位 ✓混和の必要性（均一に混濁するための手技） ✓低血糖症状やシックデイの理解と発現時の対応
インスリン投与について	✓実際の注射時間のタイミングと回数 ✓注射時間を遵守しなかった場合の血糖値への影響 ✓注射の準備 ・使用する器具（インスリンカートリッジ本体、専用の針、アルコール綿） ・手洗いの重要性 ・ゴム栓の消毒 ・針の取り付け方（まっすぐ取り付ける） ✓空打ち ・目的（カートリッジ内の空気を抜く。針が詰まっていないか、正常に装着されているか、注入器が正常か確認） ✓注射部位 ・部位と吸収（腹壁、上腕外側部、臀部、大腿外側部の順に吸収がよい） ・部位の統一（部位を変えると血糖コントロールが変化するため、毎回同じ部位に注射する） ・注射位置の変更（同じ場所に打つと皮膚が硬くなる、インスリン吸収に影響を及ぼすため毎回 2 ～ 3 cm ずらす）
日常生活上の注意	✓生活習慣病であることを再認識してもらい、不摂生な生活は避けるように指導する
血糖値の改善後の注意	✓血糖値は改善しても、糖尿病の病気自体は治っているわけではない ✓医師の指示に従ってインスリン注射を行い、自己中断は絶対にしない

【参考文献】

1）日本糖尿病協会ホームページ［Internet］. 日本糖尿病協会（参照 2023 年 11 月 5 日）
https://www.nittokyo.or.jp/

（野田　幸裕、末松　三奈）

memo

ワークシート：入院症例

医療用語や事象を理解する

①提示症例の情報で、わからない医療用語や事象（他職種に聞きたいこと）。

②自職種でアプローチできること（他職種と共有したいこと）。

患者を理解する

①症例から考えられる療養上の課題をまとめましょう。

②課題の解決に向けての対応を（各職種の視点で）考えてみましょう。

③患者および家族に聞きたいこと・伝えたいことを（各職種の視点で）まとめてみましょう（どの職種がどういう内容を話すか考えておきましょう）。

■ **患者や家族に医療面接**

患者に（医療面接）：

家族に（医療面接）：

■ **療養生活支援計画のまとめ**

①治療目標を設定しましょう。

②面接を踏まえて患者の退院後の療養生活に向けた課題を（各職種の視点を踏まえてチームとして）検討しましょう（現在ある課題、今後予測される課題）。

③課題に対する対応を（各職種の視点を踏まえてチームとして）考えましょう（療養生活で注意すること、必要となる社会資源などをどの職種がどのように伝えるか考えましょう）。

⑤ 感染症

i 症例

78 歳、男性。

主　　訴： 足の痛みと発熱

現 病 歴： 3 週間前に左下肢の外果部に褥瘡が発症し、その褥瘡周囲に発赤と褥瘡中央部から浸出液が認められた。翌日、A 外科クリニックを受診し、膿瘍の形成が認められたため、局所麻酔下にて切開し、排膿した。

2 週間前に倦怠感や咳嗽が発現し、B 病院呼吸器内科を受診した。細菌性肺炎と診断されて、同日に緊急入院となった。抗菌薬の点滴などの治療により肺炎症状が改善したため、入院日から 2 週間後に退院する予定であった。しかし、左下肢の外果部の褥瘡が再び発赤、熱感や圧痛を認めたため、本日の退院は延期となった。

本日、B 病院整形外科病棟に転棟し、これまでの治療経過から起因菌としてメチシリン耐性黄色ブドウ球菌（Methicillin-resistant *Staphylococcus aureus*：MRSA）を疑い、主治医から病棟担当薬剤師に抗 MRSA 薬の選択と初期投与設計の依頼があった。

検査所見： CRP 9.21mg ／ dL（整形外科病棟に転棟時）

診　　断： 骨髄炎、蜂窩織炎

身体所見： 身長 169 cm、体重 52.9 kg、体温 37.9℃、脈拍 98 回／分（整）、血圧 120 ／ 65 mmHg、呼吸数 21 回／分、意識清明、SpO_2 98%（室内気）（整形外科病棟に転棟時）

抗菌薬投与歴（過去 90 日以内）：

1）セファレキシン複合顆粒：A 外科クリニック受診日～ 7 日間で飲み切り終了

2）注射用タゾバクタム・ピペラシリン：B 病院呼吸器内科に入院日～本日まで 14 日間

職　　業： 無職

家族構成： 独居。配偶者は 5 年前に死去している。近所に住む長女が朝晩に通っている。週 5 回デイサービスに通所し、入浴サービスも受けている。

既 往 歴： 狭心症（60 歳）、脳梗塞（67 歳）、発作性心房細動にてペースメーカー植え込み術を施行（68 歳）、うっ血性心不全（75 歳）

生 活 歴： 60 歳まで喫煙（1 日 20 本、40 年間）あり、以後は禁煙している。飲酒なし。

家 族 歴： 父 高血圧症、心筋梗塞で死去、母 脳梗塞で死去。

ii 解釈モデル

起因菌について

- 整形外科の主治医から、薬が効きにくいMRSAという菌が原因である可能性が高いと聞いている。本当にMRSAという菌で間違いがないかどうか確認してほしい。

感染症治療について

- B病院呼吸器内科で2週間も抗菌薬による治療を受けたにもかかわらず、別の抗菌薬でこれから治療を開始すると整形外科の主治医から聞いている。新しく始まる抗菌薬が、どのような副作用が発現するのか不安に感じている。原因として感染症以外の可能性は本当にないのか、抗菌薬による治療以外の方法はないのか、適切なタイミング（時期）に必要な検査が行われるのかを疑問に思っている。
- 自宅に早く帰りたいので、可能であれば退院して治療することを希望している。

薬の相互作用について

- 既往歴として心疾患があり、ワルファリンカリウムなどを服用している。新しく始まる抗菌薬は、飲み合わせが悪いのかどうか心配している。
- 健康食品やサプリメントは、特に服用していない。

入院前の薬の管理などについて

- 入院前の自宅にいる時は、近所に住む長女がお薬カレンダーに1週間ごとに薬を準備してもらい、自分で薬を服用して管理していた。自分がどのような効果のある薬を何種類ぐらい服用しているのかは、よくわからない。薬を飲み忘れることが1週間に3～4回ぐらいあり、特に夕食後の薬を飲み忘れることが多い。
- アレルギー歴や副作用歴は、特にない。

感染対策について

- 長女にインターネットでMRSAを調べてもらったところ、MRSAは院内感染の代表的な原因菌と書いてあったと言われて驚いている。B病院の入院環境や医療スタッフの感染対策が徹底されているのか危惧している。
- 長女などの家族が面会する時の対応方法（注意事項）を教えてほしい。

褥瘡について

- 褥瘡が再び悪化して退院が延期となったことにショックを受けている。退院後はこれまで通りの日常生活ができるのか不安がある。

Sick Contactなどについて

- 海外渡航歴はない。ペットは飼っていない。毎年、インフルエンザワクチンは接種している。

COVID-19 ワクチンは、一度も接種したことがない。

専門家や医療チームへの相談について

●整形外科の医師は誠実そうな先生だから信頼しているが、これまでの経過を踏まえると、感染症や褥瘡などの専門家の意見も聞きたいと思っている。

iii 目標

原因を鑑別し、患者の検査値や症状などから病態に合わせて薬剤を選択する。治療計画に基づいた効果的かつ安全な治療を実施し、患者の予後を改善する。また、衛生的な療養環境を整備する。

iv 医療用語や事象を理解する

カルテの医療用語や事象を理解するため、以下について P.106 のワークシートに挙げてみましょう。

①提示症例の情報で、わからない医療用語や事象（他職種に聞きたいこと）

②自職種でアプローチできること（他職種と共有したいこと）

v 患者を理解する

患者を理解するため、以下について P.106 のワークシートに挙げてみましょう。

①カルテから考えられる療養上の課題をまとめましょう。

②課題の解決に向けての対応を（各職種の視点で）考えてみましょう。

③患者および家族に聞きたいこと・伝えたいことを（各職種の視点で）まとめましょう（どの職種がどういう内容を話すか考えましょう）。

vi 患者やご家族に医療面接

解釈モデルを読んで、以下について P.106 のワークシートにシミュレーションをしてみましょう。

患者に（医療面接）：

家族に（医療面接）：

vii 療養生活支援計画

療養生活支援計画を P.106 のワークシートにまとめてみましょう。

①治療目標を設定しましょう。

②面接を踏まえて<u>患者の退院後の療養生活</u>に向けた課題を（各職種の視点を踏まえてチー

ムとして）検討しましょう（現在ある課題、今後予測される課題）。

③課題に対する対応を（各職種の視点を踏まえてチームとして）考えましょう（療養生活で注意すること、必要となる社会資源などをどの職種がどのように伝えるか考えましょう）。

viii 本症例での薬学生に期待する視点

薬剤耐性（Antimicrobial Resistance：AMR）による死亡者数は、年々増加傾向であり、2050 年までにがんによる死亡者数を上回り、1,000 万人の命が薬剤耐性菌により失われると推定されています[1]。そのため薬剤師は、AMR 対策に関して抗菌薬の適正使用などの重要な役割を果たす使命があります。感染症治療に関しては、一般的な病気と異なり、“患者”と“細菌”と“抗菌薬”の 3 本柱の関係を考える必要があります（図 5-1）。感染症の存在を疑ったら、“細菌”の要因として、どの臓器に原因となる微生物により感染症を起こしているのかを想定することが重要です。次に“患者”の要因として、患者の年齢、基礎疾患や免疫状態、過去の抗菌薬使用歴、Sick Contact などの確認も不可欠となります。感染源や起因菌を同定するためには、抗菌薬の投与前に検体を採取してグラム染色や培養検査を実施します。最後に“抗菌薬”では、抗菌スペクトラム、臓器移行性、投与量、投与経路、投与間隔、副作用などの特徴を理解しておくことが求められます。

本症例においては、まず主治医が MRSA を疑っている理由を把握することが大切です。骨髄炎や蜂窩織炎の起因菌は、半数近くを黄色ブドウ球菌が占めると文献やガイドライン上に記載されています[2, 3]。また、広域スペクトルである抗菌薬を 2 週間投与した後に発症していることから、耐性菌である MRSA が起因菌として最も疑われます。抗 MRSA 薬の選択に関しては、患者の症状の程度や重症度により異なります。バンコマイシン（Vancomycin：VCM）を中心とした点滴での治療を開始されることが多いです。VCM の特徴は、Therapeutic Drug Monitoring（TDM）が必要な薬剤のため、例外を除き入院した上での治療の必要性があります。

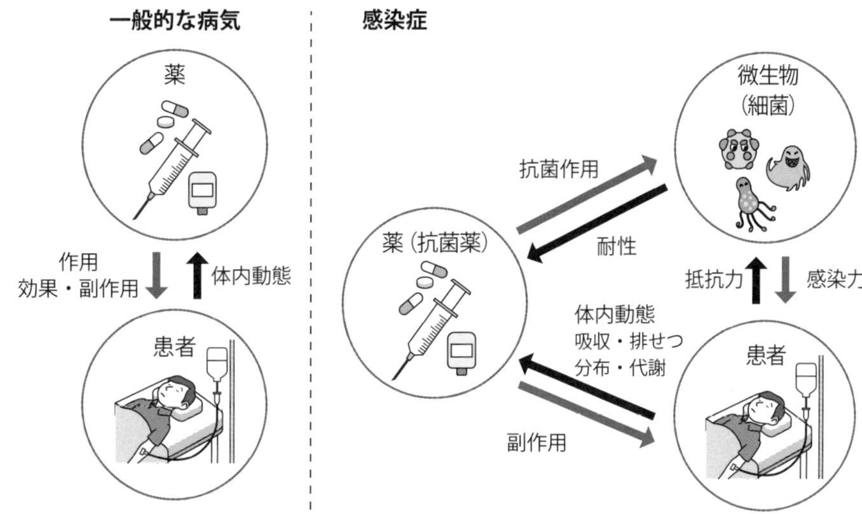

図 5-1　感染症治療の原則

したがって、帰宅願望が強い本症例への対応は、患者の気持ちに共感する姿勢でコミュニケーションを取り、抗菌薬治療の必要性を納得して受けられる療養環境を整備する必要があります。感染対策として、MRSA の伝播を防ぐための接触感染予防策を実施します。適切な手指衛生などの標準予防策の徹底が重要です[3)]。

薬剤感受性試験の結果から経口抗菌薬に切り替えて、退院後も治療を継続する場合があります。本症例では夕食後に飲み忘れが多いことから、入院中に減薬や中止を含めた処方薬を整理するなどの飲み忘れを防ぐための工夫をして、退院後の生活に向けた服薬アドヒアランスを向上させるための配慮が必要です。

医療チームにサポートを依頼することも最適な治療を提供するためには欠かせないです。たとえば、VCM の初期投与設計や TDM のタイミングなどは、AST 薬剤師に相談するとよいでしょう。同様に感染対策に関しては、ICT 看護師に支援を求めるべきです。さらには、褥瘡対策チームに介入を要請すると、褥瘡の適切な処置だけでなく、退院後の生活を見据えた褥瘡を予防するためのリハビリテーションの助言を受けることができます。

【参考文献】

1) Tackling Drug-Resistant Infections Globally: Final Report and Recommendations［Internet］. O'Neill J; 2016 年 5 月（参照 2023 年 11 月 8 日）
https://amr-review.org/sites/default/files/160518_Final%20paper_with%20cover.pdf

2) 日本感染症学会, 他. JAID ／ JSC 感染症治療ガイド 2019. 東京：ライフサイエンス出版；2019.

3) MRSA 感染症の治療ガイドライン作成委員会. MRSA 感染症の治療ガイドライン 改訂版 2019. 東京：日本化学療法学会, 他；2019.

（稲垣　孝行）

memo

ワークシート：入院症例

医療用語や事象を理解する

①提示症例の情報で、わからない医療用語や事象（他職種に聞きたいこと）。

②自職種でアプローチできること（他職種と共有したいこと）。

患者を理解する

①症例から考えられる療養上の課題をまとめましょう。

②課題の解決に向けての対応を（各職種の視点で）考えてみましょう。

③患者および家族に聞きたいこと・伝えたいことを（各職種の視点で）まとめてみましょう（どの職種がどういう内容を話すか考えておきましょう）。

患者や家族に医療面接

患者に（医療面接）：

家族に（医療面接）：

療養生活支援計画のまとめ

①治療目標を設定しましょう。

②面接を踏まえて患者の退院後の療養生活に向けた課題を（各職種の視点を踏まえてチームとして）検討しましょう（現在ある課題、今後予測される課題）。

③課題に対する対応を（各職種の視点を踏まえてチームとして）考えましょう（療養生活で注意すること、必要となる社会資源などをどの職種がどのように伝えるか考えましょう）。

❻ 心疾患

i 症例

75歳、男性。

2年前から心不全の急性増悪により入退院を繰り返している。家族の希望により在宅専門クリニックによる訪問診療で対応することになった。

主　　訴：全身倦怠感、呼吸困難

現 病 歴：5年前に高血圧を指摘され、その後、内服薬による治療をしていたが、通院が面倒になり自己判断で治療を中断した。2年前、友人とのゴルフのラウンド中に胸痛発作が発現し、自宅から車で2時間ほどかかるA市民病院に緊急搬送され、心筋梗塞と診断された。100%の閉塞がAHA冠動脈セグメント分類における左前下行枝のセグメント7および左回旋枝のセグメント11に認められたため、PCIが施行され、その2箇所に薬剤溶出ステントが留置された。経過は良好で1週間後に退院になった。その後月に1回の割合でA市民病院を定期受診していた。しかし、退院した半年後からの1年間で、呼吸困難、下肢の浮腫などの心不全症候の発現によりA市民病院に計2回の入退院をしている。

2回目の退院後、約6か月後経過したある日、自宅のトイレで排便のため、力んだところ、呼吸困難や咳嗽が発現しはじめた。自宅で安静にしていたが、徐々に増悪し、さらに仰臥位でも呼吸が困難になってきた。そのため、市民病院へ救急搬送され、集中治療室へ緊急入院となった。治療により症状が落ち着き、内服薬のみでのコントロールが可能になったため退院することになった。しかし、ADLが徐々に低下してきており、家の中での生活は自立しているが、外出はほぼできなくなった。そのため、妻と長男夫婦の強い希望により、在宅専門クリニックによる訪問診療で対応することになった。

現在の検査所見：BNP 864.6 pg／dL（今回の入院時のBNPは1864.6 pg／dL）、LVEF 37%、CTR 58%、WBC 6.5 × 10^3／μL、RBC 460 × 10^4／μL、Hb 13.6 g／dL、Ht 38.5%、PLT 20.5 × 10^4／μL、ESR 5 mm／時以下、CRP 0.1 mg／dL、TP 7.2 g／dL、Alb 4.3 g／dL、T-Bil 0.4 mg／dL、AST 12 IU／L、ALT 14 IU／L、LDH 150 IU／L、ALP 160 IU／L、γ－GTP 42 IU／L、Na 136 mEq／L、K 3.8 mEq／L、Cl 100 mEq／L、Ca 9.2 mg／dL、BUN 12.8 mg／dL、Cr 0.76 mg／dL、CK 60 IU／L、CK-MB 18 IU／L、UA 6 mg／dL、GLU 92 mg／dL、HbA1c 5.7%、LDL-C 108 mg／dL、HDL-C 47 mg／dL、TG 100 mg／dL

心電図 洞調律

診　　断：心不全、心筋梗塞（#7、#11：PCI後、ピークCK 2836 IU／L）、高血圧

身体所見： 1）今回の入院時の身体所見・全身状態

身長 175 cm、体重 81 kg（前回の入院の退院時は 75 kg）、血圧 140 ／ 88 mmHg、心拍数 98 回／分

全身倦怠感（＋）、呼吸困難（＋）、起座呼吸（＋）、咳嗽（＋）、喀痰（＋）、チアノーゼ（＋）、冷汗（＋）、末梢冷感（＋）、下肢浮腫（＋）、両肺 coarse crackle（＋）、頸静脈怒張（＋）、腹部膨満感（＋）

2）現在の全身状態

身長 175 cm、体重 78 kg、血圧 130 mmHg ／ 82 mmHg、心拍数 72 回／分

全身倦怠感（±）、呼吸困難（±）、起座呼吸（－）、咳嗽（±）、喀痰（－）、チアノーゼ（－）、冷汗（－）、末梢冷感（+）、下肢浮腫（±）、両肺 coarse crackle（±）、頸静脈怒張（－）、腹部膨満感（－）

治療状況： 現在の服用医薬品（退院処方も同じ処方の予定）

処方 1）

リシノプリル錠 10 mg	1 回 1 錠　1 日 1 錠
ロスバスタチン口腔内崩壊錠 5 mg	1 回 1 錠　1 日 1 錠
アスピリン／ランソプラゾール配合錠	100 mg ／ 15 mg
	1 回 1 錠　1 日 1 錠　朝食後

処方 2）

ニコランジル錠 5 mg	1 回 1 錠　1 日 3 錠　朝昼夕食後

処方 3）

カルベジロール錠 1.25 mg	1 回 1 錠　1 日 2 錠　朝夕食後

処方 4）

エプレレノン錠 25 mg	1 回 1 錠　1 日 1 錠
フロセミド錠 20 mg	1 回 1 錠　1 日 1 錠　朝食後

職　　業： 無職（35 歳で会社を辞め独立・起業。70 歳まで会社経営）。

家族構成： 一戸建家屋に妻（72 歳）とペット（猫）と暮している。妻は専業主婦。子ども 2 人〔長女：45 歳、既婚、実家まで車で 60 分程度の近郊に在住。長男：43 歳、既婚、父親の経営していた会社に勤務。父親の退任に伴い社長に就任、両親と同じ敷地内の一戸建家屋に妻（42 歳）と子ども 2 人（12 歳男児、10 歳女児）と暮らしている〕。

既 往 歴： 特記事項なし。

生 活 歴： 喫煙歴 40 歳まで 1 日 20 本（20 年間）、妻から禁煙を強く要望され、渋々禁煙。現在は、喫煙に対する欲求は全くない。

飲酒歴 50 歳頃から缶ビール 350 mL 1 本、焼酎 1 合（約 180 mL）を毎日飲んでいる。

その他、心筋梗塞の発症前は 1 か月に 2 回程度、友人らとゴルフをしていたが、発症後はやめてしまった。

家 族 歴： 実父 胃がんで死去（享年 88 歳）、実母 食道がんで死去（享年 92 歳）。

ii 解釈モデル

自分の病気（心不全、心筋梗塞、高血圧）について

会社を経営していた時は、感冒時に近医を受診する程度で特に体調が悪くなることもなく、自分は病気には無縁であると思っていた。70歳で高血圧を指摘されても、体調に異変を感じなかったため、食事や生活習慣に気をつけることはしなかった。1か月に2回程度、友人らとゴルフをしていることから、自分は適度に運動をしているので、高血圧のために通院治療することは不要だと考えていた。心筋梗塞と診断され、入院した時はショックだった。

入院中は生活習慣を変えなくてはいけないと強く感じ、医師、看護師や薬剤師などが指導してくれることは熱心に聞いていた。しかし、指導内容が難しくてよく理解できなかった。それでも初回入院からの退院後1、2か月は指導されたことを守ろうと努力した。しかし、特に体調や症状変化がないため通院はしていたが、処方された薬剤を服用しないことが徐々に多くなった。その後、呼吸困難になって入院したが、入院中に治療を受けると体調は元に戻るので、入院は病気のためではなく、老化のためだと考えている。

医薬品の服用について

入院の度に同じ薬剤師が病室に来て、服用している薬剤の説明をしてくれるが、難しい言葉ばかりで内容がよくわからない。外来通院時に薬剤をもらう薬局の薬剤師の説明も同様である。薬剤の服用準備（仕分け）は自分でしているが面倒だと感じている。朝食後に服用する薬剤は7種類もあるので数が多くて飲みたくない。昼食後や夕食後の薬剤はほとんど服用していない。薬剤は多く余っているが、医師にも病院・薬局の薬剤師にも伝えていない。

訪問診療について

以前は自ら自家用車を運転して通院していたが、体力に自信がなくなってきた。そのため1年ぐらい前から、妻に付き添ってもらい、長男の嫁が運転する自家用車で送迎してもらっている。家族の負担を考えると訪問診療になることはしょうがないと考えている。

家族に対する本人（患者）の思い

妻や長男の妻には、負担をかけて申し訳ないと感じている。訪問診療になることで、家族の負担が減ればよいと考えている。そろそろ自分の最後について家族と話し合いをしなくてはいけないと考えている。

本人（患者）に対する家族の思い

最近は本人（患者）の体が弱ってきていると感じている。病気のことはよくわからないが、できる限りの介助をしながら、少しでも長生きしてもらいたいと考えている。通院のための送迎は大変だったので、今回、訪問診療になることで負担が減り安堵している。

iii 目標

本人および家族の意思を尊重し、疾患及び病態を踏まえ、多職種と連携しながら安心・安全な薬物治療と療養環境を提供する。

iv 医療用語や事象を理解する

医療用語や事象を理解するため、以下について P.114 のワークシートに挙げてみましょう。

①提示症例の情報でのわからない医療用語や事象（他職種に聞きたいこと）

②自職種でアプローチできること（他職種と共有したいこと）

v 患者を理解する

患者を理解するため、以下について P.114 のワークシートに挙げてみましょう。

①症例から考えられる療養上の課題をまとめましょう。

②課題の解決に向けての対応を（各職種の視点で）考えてみましょう。

③患者および家族に聞きたいこと・伝えたいことを（各職種の視点で）まとめましょう（どの職種がどういう内容を話すか考えましょう）。

vi 患者や家族に医療面接

解釈モデルを読んで、以下について P.114 のワークシートにシミュレーションをしてみましょう。

患者に（医療面接）：

家族に（医療面接）：

vii 療養生活支援計画

療養生活支援計画を P.114 のワークシートにまとめてみましょう。

①治療目標を設定しましょう。

②面接を踏まえて患者の療養生活に向けた課題を（各職種の視点を踏まえてチームとして）検討しましょう（現在ある課題、今後予測される課題）

③課題に対する対応を（各職種の視点を踏まえてチームとして）考えましょう（在宅療養生活で注意すること、必要となる社会資源などをどの職種がどのように伝えるか考えましょう）。

viii 本症例での薬学生に期待する視点

心不全はあらゆる循環器疾患の終末像であり、その原因となる疾患は心筋梗塞、不整脈、高血圧など様々です。超高齢社会となった我が国において、今後、心不全患者が増加することが予測されています。心不全のガイドラインでは、心不全とは、「急性・慢性心不全診療なんらかの心臓機能障害、すなわち、心臓に器質的および／あるいは機能的異常が生じて心ポンプ機能の代償機転が破綻した結果、呼吸困難・倦怠感や浮腫が出現し、それに伴い運動耐容能が低下する臨床症候群」と定義されています。一般向け（わかりやすく表現したもの）では、「心不全とは、心臓が悪いために、息切れやむくみが起こり、だんだん悪くなり、生命を縮める病気です」と定義されています[1)]。心不全の進展を防ぐためには、薬物療法だけでなく日常生活全般にわたる管理が必要になります。「生命を縮める病気」であることから、アドバンス・ケア・プランニング（Advance Care Planning：ACP）の実践についても考慮する必要があります。そのため、多職種による患者本人のみならず、家族への教育とサポートが重要です。我が国では、心不全の発症・重症化予防のための療養指導に従事する医療専門職に必要な基本的知識および技能など資質の向上を図ることを目的として、2021 年度より「心不全療養指導士（Certified Heart Failure Educator：CHFE）」認定制度（日本循環器学会）が開始されています。

本症例の治療目標は、確実な服薬の実施と生活習慣の見直しにより、心不全の急性増悪による再入院を防ぐことです。そのため、医師、看護師らと連携し、患者と家族に対して心不全に関する正しい知識を提供し、病識の向上を図ります。加えて、薬剤師は薬剤に関する正しい知識を提供するとともに薬物治療の有効性および安全性を確認するためのモニタリングの実施が必要です。心臓リハビリテーションや管理栄養士による栄養指導を実施する必要があります。これらを総合的に行い、患者および家族と医療スタッフが情報を共有し連携するために、心不全手帳[2)]を用いることもひとつの方法です。本症例では正しく服薬できる環境を整備することが重要です。そのため、薬剤師は服用薬剤の一包化、および家族に薬剤の仕分けや服薬の確認を提案することが必要です。本症例は ACE 阻害薬、β 遮断薬やミネラルコルチコイド受容体拮抗薬（Mineralocorticoid Receptor Antagonist：MRA）を服用していることから、アンジオテンシン受容体ネプリライシン阻害薬（Angiotensin Receptor Neprilysin Inhibitor：ARNI）、SGLT2 阻害薬の投与について医師と協議する必要もあると考えられます。

【参考文献】

1）2021 年 JCS/JHFS ガイドラインフォーカスアップデート版 急性・慢性心不全診療［Internet］. 日本循環器学会；2021 年 9 月（参照 2023 年 11 月 8 日）
https://www.j-circ.or.jp/cms/wp-content/uploads/2021/03/JCS2021_Tsutsui.pdf

2）心不全手帳［Internet］. 日本心不全学会（参照 2023 年 11 月 8 日）
http://www.asas.or.jp/jhfs/topics/shinhuzentecho.html

（黒野　俊介）

memo

ワークシート：外来症例

医療用語や事象を理解する

①提示症例の情報でのわからない医療用語や事象（他職種に聞きたいこと）。

②自職種でアプローチできること（他職種と共有したいこと）。

患者を理解する

①症例から考えられる療養上の課題をまとめましょう。

②課題の解決に向けての対応を（各職種の視点で）考えてみましょう。

③患者および家族に聞きたいこと・伝えたいことを（各職種の視点で）まとめてみましょう（どの職種がどういう内容を話すか考えておきましょう）。

患者や家族に医療面接

患者に（医療面接）：

家族に（医療面接）：

療養生活支援計画のまとめ

①治療目標を設定しましょう。

②面接を踏まえて患者の療養生活に向けた課題を（各職種の視点を踏まえてチームとして）検討しましょう（現在ある課題、今後予測される課題）。

③課題に対する対応を（各職種の視点を踏まえてチームとして）考えましょう。
（療養生活で注意すること、必要となる社会資源などをどの職種がどのように伝えるか考えましょう）。

❼ アレルギー

i 症例

15 歳、男性。

A 総合病院でアトピー性皮膚炎の tight control[1] のために入院中。早く通学できるようになりたいと思いながら病室で勉強している。

主　　訴：掻痒

現 病 歴：5～6 歳の頃からアトピー性皮膚炎を発症。前医皮膚科において、抗アレルギー薬およびステロイド外用薬が処方され、使用していたが症状が軽快しなかった。中学に入学し、クラブ活動を始めるようになってから頸部、肘窩、手関節付近に湿疹が認められるようになった。時々、喘息のように咳込むようになった。1 か月ほど前から全身に紅斑と丘疹、特に上部上四肢関節、顔面に湿潤と紅斑があり、掻痒が強くなり、症状が悪化してきたため、A 総合病院を紹介受診した。クラブ活動で汗をかいた後に痒みがひどくなり、つい掻いてしまい、湿疹部位が広がっている。びらんもいくつか認められた。そして試験前になると痒みがひどくなっている。この状態が続くと中学の授業にも集中できなくなることに不安を募らせている。少しでも早く状態がよくなること、生活上のリズムを作りたいとの母親の気持ちも汲み取り、学業の遅れが心配されたが、入院治療することとした。

血液検査：白血球数 6,300 ／μ L（好中球 55.3%、好酸球 14.8%、リンパ球 19.4%）、血小板 105,000 ／μ L、アレルゲン〔IgE RIST 8,980 IU/mL（<170 IU/mL）、RAST ダニ 5 +、ハウスダスト 5 +、スギ 4 +〕

診　　断：アトピー性皮膚炎（強い炎症を伴う皮疹が体表面積の 10%程度）。紅斑、丘疹が全身に及んでいること、浸出液を伴うびらんが散見されること、TARC 値が 1,210 pg ／ mL であったことから、中等症以上と判断された。

合 併 症：なし

既 往 歴：花粉症

身体所見：身長 165 cm、体重 55 kg

職　　業：中学 2 年生

家族構成：父（39 歳）と母（36 歳）、妹 2 人（長女 9 歳、次女 7 歳）と同居。

アレルギー歴：卵（4 歳の頃）

生 活 歴：喫煙歴 なし、飲酒歴 なし

家 族 歴：母（アレルギー性鼻炎）、長女（気管支喘息）

ii 解釈モデル

日常生活について

●週５日、放課後にクラブ活動（卓球）を行っている。練習で汗をかくと、湿疹の部位がかゆくなり、ついつい掻いてしまう。

●入浴後、特に痒みが強く、学校の宿題に集中できず、完了するまでに時間がかかってしまい、就寝が夜中になってしまうことが多い。起床は毎日７時頃。

●就寝後も、たびたび掻痒のために目が覚めて、掻きだしてしまい、しばらく寝付けない状態が続くため、不眠（入眠障害）傾向がある。クラブ活動以外では眠気に襲われることが頻繁にある。

●食事は好き嫌いもなく、卓球選手を目指して、体力をつけたいと考えている。

●母親が心配症で、息子の将来の夢をかなえるために、アトピーに関する情報をインターネットや医学書から集めている。

●中間テストや定期テスト前になると痒みが強くなる。

●友達と遊びに出かける時に、痒くなってきたらどうしようと心配になる。

●痒くて掻いていたら、友達が嫌がるのではないか、友達になってくれないのではないかと不安になる。

●喘息のように咳込むことがあるが、喘息ではないと考えている。

ステロイド外用薬に対する思い

●ステロイド外用薬を使用すれば、症状（特に掻痒）は緩和されるため、よく効く薬と考えている。

●一方、ステロイド外用薬の使い過ぎは、皮膚が弱くなり、成人してからの効き目が悪くなると考えている。

●何年も使用し続けることで、骨が脆くなったり成長が止まったりするのではないかと心配している。

●ステロイド外用薬を塗布すると、べとべとして不快感がある。

●ステロイド外用薬に代わる特効薬はないものかと期待している。

完治の夢に向かう

●このまま大人になっても、ずっとこの病気と付き合うことになるのか、完治するのか不安がある。

●どうして自分だけ皮膚炎が起きるのかと思い悩んでいる。

●将来は卓球の選手になって、大会で優勝したいとの夢を抱いている。

iii 目標

治療目標を共有し、日常生活に支障がなく薬物療法に依存しない状態を維持できる。

iv 医療用語や事象を理解する

医療用語や事象を理解するため、以下について P.122 のワークシートに挙げてみましょう。

①提示症例の情報で、わからない医療用語や事象（他職種に聞きたいこと）

②自職種でアプローチできること（他職種と共有したいこと）

v 患者を理解する

患者を理解するため、以下について P.122 のワークシートに挙げてみましょう。

①考えられる療養上の課題をまとめましょう。

②課題の解決に向けての対応を（各職種の視点で）考えてみましょう。

③患者および家族に聞きたいこと・伝えたいことを（各職種の視点で）まとめましょう（どの職種がどういう内容を話すか考えましょう）。

vi 患者や家族に医療面接

解釈モデルを読んで、以下について P.122 のワークシートにシミュレーションをしてみましょう。

患者に（医療面接）：

家族に（医療面接）：

vii 療養生活支援計画

療養生活支援計画を P.122 のワークシートにまとめてみましょう。

①治療目標を設定しましょう。

②面接を踏まえて患者の退院後の療養生活に向けた課題を（各職種の視点を踏まえてチームとして）検討しましょう（現在ある課題、今後予測される課題）。

③課題に対する対応を（各職種の視点を踏まえてチームとして）考えましょう（在宅療養生活で注意すること、必要となる社会資源などをどの職種がどのように伝えるか考えましょう）。

viii 本症例での薬学生に期待する視点

アトピー性皮膚炎の治療方法[2, 3]は、薬物療法、スキンケア、悪化因子の検索と対策（アレルゲンの回避）の 3 点が基本となります。治療は、皮膚炎重症度に合わせて考えますので、まずは重症度のめやす（表 5-5）をイメージするとよいでしょう。

薬物治療では、ステロイド外用薬（表 5-6）、保湿剤、免疫抑制薬の外用が主体となり、抗ヒスタミン薬、抗アレルギー薬の内服薬が補助的に用いられます。特にステロイド外用薬の副作用を気にするあまり、故意に使用しない脱ステロイド療法は根拠に乏しく、適切な治療法と

表 5-5　アトピー性皮膚炎重症度のめやす[2)]

軽症	面積にかかわらず、軽度の皮疹*のみみられる。
中等症	強い炎症を伴う皮疹**が体表面積の 10%未満にみられる。
重症	強い炎症を伴う皮疹が体表面積の 10%以上，30%未満にみられる。
最重症	強い炎症を伴う皮疹が体表面積の 30%以上にみられる。

＊軽度の皮疹：軽度の紅斑、乾燥、落屑主体の病変
＊＊強い炎症を伴う皮疹：紅斑、丘疹、びらん、浸潤、苔癬化などを伴う病変

表 5-6　皮疹の重症度とステロイド外用薬の選択[2)]

	皮疹の重症度	外用薬の選択
重症	高度の腫脹／浮腫／浸潤ないし苔癬化を伴う紅斑、丘疹の多発、高度の鱗屑、痂皮の付着、小水疱、びらん、多数の掻破痕、痒疹結節などを主体とする。	必要かつ十分な効果を有するベリーストロングのステロイド外用薬を第一選択とする。ベリーストロングでも十分な効果が得られない場合は、その部位に限定してストロンゲストを選択して使用することもある。
中等症	中等度までの紅斑、鱗屑、少数の丘疹、掻破痕などを主体とする。	ストロングないしミディアムのステロイド外用薬を第一選択とする。
軽症	乾燥および軽度の紅斑、鱗屑などを主体とする。	ミディアム以下のステロイド外用薬を第一選択とする。
軽微	炎症症状に乏しく乾燥症状主体。	ステロイドを含まない外用薬を選択する。

は言えないことを患者およびその家族に理解してもらうことが必要です。そのため、重症度に合わせたステロイド外用薬の選択と外用薬の適正使用は、治療効果を期待する上でのポイントになります。

スキンケアでは、皮膚のバリア機能の低下が認められるため、外的な刺激を受けやすくなっていますので、保湿・保護を目的としたスキンケアが必要となります。保湿の妨げになる高温度のお湯での入浴は回避すべきです。保湿・保護を目的とした主なスキンケア外用薬は表 5-7 のとおりです。

また、アレルゲンの回避では、生活環境中に原因となるアレルゲンがある場合は、まず回避することが重要です。

表 5-7　保湿・保護を目的とした主なスキンケア外用薬[2)]

一般名	代表的な製品名
1）表皮の保湿を主としたもの	
ヘパリン様類似物質含有製剤	ヒルドイド®クリーム*、ヒルドイド®ソフト軟膏** ヒルドイド®ローション、ヒルドイド®フォーム
尿素製剤	ケラチナミンコーワ®クリーム*、パスタロン®ソフト軟膏** パスタロン®クリーム*、パスタロン®ローション ウレパール®クリーム*、ウレパール®ローション
2）表皮の保護を主としたもの	
白色ワセリン	白色ワセリン、サンホワイト®（精製ワセリン）、 プロペト®（精製ワセリン）
亜鉛華軟膏	亜鉛華軟膏、亜鉛華単軟膏、サトウザルベ軟膏
その他	アズノール®軟膏***

＊基剤は親水性軟膏（oil in water：O/W）
＊＊基剤は吸水性軟膏（water in oil：W/O）
＊＊＊基剤は精製ラノリン・白色ワセリン含有

【参考文献】

1）橋本 浩. アレルギー疾患まるわかり BOOK. 東京 ; 南山堂 : 2020. p. 44-58.

2）日本皮膚科学会, 他. アトピー性皮膚炎診療ガイドライン 2021. 日皮会誌. 2021; 131(13): 2691-2777.

3）村川 裕二. 新病態生理できった内科学 6 免疫・アレルギー・膠原病. 東京 : 医学教育出版社 ; 2009. p. 52-53.

（長谷川　洋一）

memo

ワークシート：入院症例

医療用語や事象を理解する

①提示症例の情報で、わからない医療用語や事象（他職種に聞きたいこと）。

②自職種でアプローチできること（他職種と共有したいこと）。

患者を理解する

①症例から考えられる療養上の課題をまとめましょう。

②課題の解決に向けての対応を（各職種の視点で）考えてみましょう。

③患者および家族に聞きたいこと・伝えたいことを（各職種の視点で）まとめてみましょう（どの職種がどういう内容を話すか考えておきましょう）。

患者や家族に医療面接

患者に（医療面接）：

家族に（医療面接）：

療養生活支援計画のまとめ

①治療目標を設定しましょう。

②面接を踏まえて患者の退院後の療養生活に向けた課題を（各職種の視点を踏まえてチームとして）検討しましょう（現在ある課題、今後予測される課題）。

③課題に対する対応を（各職種の視点を踏まえてチームとして）考えましょう（療養生活で注意すること、必要となる社会資源などをどの職種がどのように伝えるか考えましょう）。

❽ 脳血管

i 症例

70 歳、男性。

ラクナ梗塞を発症し、A 病院に救急搬送された。入院加療により症状が落ち着いたため退院することとなった。しかし、独居であり、半身の運動麻痺もあることなどから、介護老人保健施設に入所する予定である。A 病院職員（医師・看護師・薬剤師）、介護老人保健施設の職員（医師・看護師・介護職員）ならびに担当予定の B 薬局薬剤師による退院後の治療計画が話し合われている。

主　　訴：左半身の運動麻痺、構音障害、便秘

現 病 歴：在職中（5 年ほど前）に健康診断にて高血圧、脂質異常を指摘されしばらく通院加療していた。しかし、2 年前に妻が他界してから通院が滞りがちとなり、この 1 年間は全く通院していなかった。2 か月ほど前、夜に椅子から立ちあがろうとしたところ左半身が動かしにくく違和感を抱いた。立ち上がることはできたので、すぐに横になり様子を見ることにした。翌朝起床時に左半身に全く力が入らず立ち上がることができず、うまく喋ることもできなかったため救急要請をし、A 病院に搬送された。脳卒中疑いのため、CT および MRI 検査をしたところ右放線冠に梗塞像があり、右ラクナ梗塞と診断され入院となった。急性期の薬物療法としてオザグレル、エダラボンの点滴静注および内服抗血小板薬（クロピドグレル、アスピリン）が開始となった。治療開始 1 週間後に行った MRI において新規の梗塞巣は認められなかったが、左半身の運動麻痺と構音障害は残存していた。その後リハビリにより、運動麻痺および構音障害は改善傾向を示したが、1 人での歩行は短い距離のみ可能である。なお、入院時の検査で高血糖も判明し、経口糖尿病薬およびインスリンによる治療が行われ、現在は内服薬のみで血糖値は 150mg/dL 前後を維持している。

診　　断：ラクナ梗塞（発症早期かつ軽症非心原性脳梗塞）、2 型糖尿病、高血圧症、脂質異常症

入院時の検査所見：身長 172 cm、体重 85 kg、血圧 186 ／ 117 mmHg、脈拍 103 ／分、SpO_2 96%、体温 36.1℃、Na^+ 139.4 mEq ／ L、K^+ 4.0 mEq ／ L、CRP 0.06 mg ／ dL、AST 32 U ／ L、ALT 34 U ／ L、BUN 13 mg ／ dL、クレアチニン 0.62 mg ／ dL、尿酸 4.6 mg ／ dL、LDL-C 164 mg ／ dL、HDL-C 78 mg ／ dL、TG 198 mg ／ dL、血糖 292 mg ／ dL、HbA1c 11.9%、JCS 清明

現在の検査所見：身長 172 cm、体重 83 kg、血圧 128 ／ 73 mmHg、脈拍 86 ／分、SpO_2 96%、体温 36.4℃、Na^+ 142.0 mEq ／ L、K^+ 4.1 mEq ／ L、CRP 0.03 mg ／ dL、AST 30 U ／ L、ALT 35 U ／ L、BUN 10 mg ／ dL、クレアチニン 0.54 mg ／ dL、

尿酸 4.5 mg／dL、LDL-C 145 mg／dL、HDL-C 75 mg／dL、TG 162 mg／dL、血糖 292 mg／dL、HbA1c 9.9%、JCS 清明、NIHSS 12／40

治療状況： 現在の服用医薬品

1）クロピドグレル錠 75 mg	1回1錠	1日1錠	朝食後
2）リナグリプチン錠 5 mg	1回1錠	1日1錠	朝食後
3）メトホルミン錠 250 mg	1回2錠	1日4錠	朝夕食後
4）インスリンデグルデク1回8単位	1日8単位	18時	
5）アトルバスタチン錠 5 mg	1回1錠	1日1錠	朝食後
6）バルサルタン口腔内崩壊錠 20 mg	1回1錠	1日1錠	朝食後
7）センノシド錠 12 mg	1回2錠	便秘時	

職　　業： 無職

家族構成： 一戸建家屋に独居（2年前に妻とは死別）。子ども1人（長女：42歳、既婚、他県在住）。

既 往 歴： 現病歴記載事項以外には特になし。

生 活 歴： 喫煙歴 40歳まで、飲酒 飲まない

家 族 歴： 実父 高血圧、心筋梗塞により 80歳で死去、実母 糖尿病、乳がんにより 86歳で死去

ii 解釈モデル

薬物療法について

入院前の定期服薬はなかったが、入院中に再発予防のための抗血小板薬だけではなく、血圧、脂質、血糖をコントローするための薬剤を服薬しなければならなくなった。入院中は薬剤の管理は看護師が行っており服薬忘れなどはないが、自身での薬剤管理や服薬すること自体を面倒に感じている。以前にも受診を自己都合により中断しており、自身の薬物療法に対して積極的ではない。

医薬品の使用について

半身の運動麻痺も残存しており、薬包からの薬剤の取り出しやインスリンの自己注射などの手技もおぼつかない状況である。入院中から自身で行う試みもなされてはいるが、薬物療法への関心も低く、退院後は施設の職員に管理を任せたい思いが強い。認知機能の低下はないが、入院中に薬剤師が服薬指導を行うと表面上は話を記憶・理解しているようである。しかし、覚えようという気力はあまりなく、すぐに忘れてしまう。

自分の病気について

自身の健康状態や治療の継続を理解できないわけではないが、認容できていない。在職中から自身の健康についてあまり関心はなかった。65歳頃の健康診断での結果を受け、受診・加療について妻から強く懇願されたため仕方がなく受診することにした。妻が存命中は妻が受

診に付き添い、服薬の管理を厳しく管理していたが、妻の逝去後は面倒に感じていた定期受診もやめてしまった。長女も他県在住であり、様子を見に来ることも困難で食事や身の回りのことを自身で行うことも億劫に感じている。今回のエピソードで半身の麻痺や構音障害（軽度）が残存していることに対し、「なぜ自分がこんな目に」と不条理さを強く感じている。高血圧症、脂質異常症、糖尿病の治療が必要となったことに対しても不満を抱いている。

食事について

現在自身に必要な、血圧、脂質、血糖のコントロールは薬物療法以外にも日常の食事などの生活面で改善できることがあることは理解している。しかし、自身で考えて節制することはなく、入院中や今後の施設でも他者による管理を望んでいる。将来的に施設を退所することになった場合を考えると不安を感じている。

介護老人保健施設の利用について

身の回りの世話をしてくれていた妻が亡くなってから自身では最小限度のことしか取り組んでいない。加えて半身の麻痺により自宅で一人暮らしをしようという希望は強くはなく、現在は退院後の施設利用をむしろ望んでいる。ただし、施設をいつまで利用できるか、自宅に戻ることになるのか、長女の協力が得られるのかなど将来に対して不安に思うことはある。目標を持って自身が取り組もうという姿勢は見られず受け身的である。

家族の協力について

患者の実子である長女は近隣に居住しておらず、患者のこと（特に妻が亡くなった後）は気に掛けてはいるが、頻繁に訪問し世話をすることはこれまでは困難な状況であった。今回の入院により今後の介護の必要性などを改めて意識するようになり、自分たちは何ができるか夫とも相談するようになった。

iii 目標

病識・薬識などの重要性に本人の意識を向けさせ、今後の薬物療法において身体が不自由ながらも自身でできることに積極的に取り組めるよう、他職種と連携しながら療養環境を整える。また、病院薬剤師ならびに薬局薬剤師の立場で支援できることは何か、それぞれの立場から考えてみましょう。

iv 医療用語や事象を理解する

医療用語や事象を理解するため、以下について P.130 のワークシートに挙げてみましょう。

①提示症例の情報でのわからない医療用語や事象（他職種に聞きたいこと）

②自職種でアプローチできること（他職種と共有したいこと）

v 患者を理解する

患者を理解するため、以下について P.130 のワークシートに挙げてみましょう。

①症例から考えられる療養上の課題をまとめましょう。

②課題の解決に向けての対応を（各職種の視点で）考えてみましょう。

③患者および家族に聞きたいこと・伝えたいことを（各職種の視点で）まとめましょう（どの職種がどういう内容を話すか考えましょう）。

vi 患者や家族に医療面接

解釈モデルを読んで、以下について P.130 のワークシートにシミュレーションをしてみましょう。

患者に（医療面接）：

家族に（医療面接）：

vii 療養生活支援計画

療養生活支援計画を P.130 のワークシートにまとめてみましょう。同じ職種でも、入院中の A 病院職員、受け入れ先となる介護老人保健施設（薬局含む）職員としてそれぞれの立場で考えましょう。

①治療目標を設定しましょう。

②面接を踏まえて患者の療養生活に向けた課題を（各職種の視点を踏まえてチームとして）検討しましょう（現在ある課題、今後予測される課題）。

③課題に対する対応を（各職種の視点を踏まえてチームとして）考えましょう（介護施設での療養生活で注意すること、必要となる社会資源などをどの職種がどのように伝えるか考えましょう）。

viii 本症例での薬学生に期待する視点

令和 2（2020）年患者調査の概況によれば、循環器系の疾患として脳血管疾患患者数は、平成 26（2014）年　25 万 3,400 人、平成 29（2017）年　23 万 1,900 人、令和 2（2020）年　19 万 7,500 人と報告されています[1]。そのうち、脳梗塞患者数は、平成 26 年　16 万 6,800 人、平成 29 年　15 万 600 人、令和 2 年　12 万 6,900 人です。健康意識の高まりから全体として患者数は減少してはいますが、脳梗塞は 7 割程度を占めています[1]。脳梗塞発症後は、身体機能、言語機能、記憶などの高次脳機能に障害が残存し、QOL が失われる場合も多くみられます。高齢化が進む現在では、退院後の生活においてもいわゆる老老介護が強いられることも多々あり、自宅での療養ではなく介護施設などを利用せざるを得ない場合も多く、中央の“病院”から後方支援を含めた“地域”での医療において在宅・介護医療の提供が求められています[2)]。この場合、病院と地域の医療チームに関わる各職種が協力することが連携をスムーズに行うために大変重要です。2016年の診療報酬改定では、「病院薬剤師のチーム医療への参画」「多職種連携」「ポリファーマシー対策」「在宅チームとの連携」が評価されるようになりました。

本症例は、病院における急性期治療から退院後の地域（介護施設）での療養へと続く症例で、先述の病院と地域の各医療職種の情報提供、連携が求められる症例です。患者自身のこれまでの性格もあり容易な症例ではないかもしれませんし、障害が残り自身の思うように行動できないことがさらに患者の治療への意欲を低下させてしまっています。しかし、高血圧、脂質異常症、糖尿病と梗塞のリスクを抱えており、そのコントロールを十分行うことが再発を予防するのに有効です[2)]。そのためには患者の病識・薬識を改めて意識させ、自ら積極的に治療に参加するよう指導を続けていかなければなりません。一度の面談で改善するようなものではないかもしれませんし、体の不自由さがアドヒアランスの低下につながりかねません。繰り返しの指導が必要ですが、用法・用量・薬効の説明にとどまるのではなく、自己注射を含めてどのような場面で服薬を困難に感じるか、患者からの訴えも十分に聴取し、配薬の工夫が必要になります。また、高齢者で身体機能が低下している場合には、薬物動態が変動することもあり、薬物相互作用による有害事象の発現も一般成人よりも起こりやすくなることがあるため、薬が効いているか、副作用は出ていないか、患者の状態を注意深く観察することも必要です。これらの事項は、薬剤師だけではなく、医師、看護師、介護スタッフ、家族の協力を仰ぎ、チームとして評価を繰り返すことにより、患者の生活ならびに薬物療法の質の向上を目指すことができるものと思われます。

【参考文献】

1）令和２年（2020）患者調査（確定数）の概況［Internet］. 厚生労働省 ; 2022年６月（参照2023年11月８日）
https://www.mhlw.go.jp/toukei/saikin/hw/kanja/20/dl/kanjya-01.pdf

2）日本脳卒中学会. 脳卒中治療ガイドライン2021. 東京 : 協和企画 ; 2021.

（伊東　亜紀雄）

memo

ワークシート：外来症例

医療用語や事象を理解する

①提示症例の情報でのわからない医療用語や事象（他職種に聞きたいこと）。

②自職種でアプローチできること（他職種と共有したいこと）。

患者を理解する

①症例から考えられる療養上の課題をまとめましょう。

②課題の解決に向けての対応を（各職種の視点で）考えてみましょう。

③患者および家族に聞きたいこと・伝えたいことを（各職種の視点で）まとめてみましょう（どの職種がどういう内容を話すか考えておきましょう）。

患者や家族に医療面接

患者に（医療面接）：

家族に（医療面接）：

療養生活支援計画のまとめ

①治療目標を設定しましょう。

②面接を踏まえて患者の療養生活に向けた課題を（各職種の視点を踏まえてチームとして）検討しましょう（現在ある課題、今後予測される課題）。

③課題に対する対応を（各職種の視点を踏まえてチームとして）考えましょう。（療養生活で注意すること、必要となる社会資源などをどの職種がどのように伝えるか考えましょう）。

おわりに

本章を通じて、薬学生の皆さんが多職種連携において効果的なコミュニケーションのための実践的な知識とスキルを身につけることができたかと思います。薬剤師は医療チームの一員として、患者の薬物療法に関する有効性や安全性の確保に努めています。多職種連携は、異なる専門職の視点を生かし、チーム全体で患者の治療の質を向上させるために不可欠です。症例ごとのケーススタディの解析やシミュレーション演習を通じて、問題に直面した際に解決する判断力と問題解決能力を向上し、自身の成長を実感していただければ幸いです。

最後に、コミュニケーションスキルは一度学んだら終わりではありません。薬剤師としての高い使命感や医療の担い手としての倫理観を再確認し、薬物療法の専門家として地域の健康促進やチーム医療における多職種連携の重要性を深く理解することで、今後もモチベーションや意欲、学びの姿勢を持ち続けることを期待しています。多職種連携の意義についても考えるきっかけになることを願っています。

（稲垣　孝行）

索引

日本語索引

外国語索引

編著者プロフィール

野田 幸裕（のだ ゆきひろ）

名城大学薬学部、大学院薬学研究科教授。博士（医学）。臨床薬学教育・研究推進センター長を兼任。名城大学は医療系学部を有していないことから、2011 年から近隣の医療系大学と「なごや IPE ネットワーク」を構築。チーム医療で活躍できる薬剤師の育成を目指し、薬学生の低学年から体系的かつ、段階的な目標を設定した IPE を実践。動画や Web 教材など ICT 教育ツールが利用できる「名城 IPE」の HP を構築。精神科専門薬剤師として薬学教育と基礎・臨床研究に従事。

薬学生のためのワークブック
チーム医療で薬剤師に必要な多職種とのコミュニケーションがわかる！

2024 年 3 月 31 日　第 1 版第 1 刷 ©

編著 ……………………… 野田幸裕　NODA, Yukihiro
発行者 …………………… 宇山閑文
発行所 …………………… 株式会社金芳堂
〒 606-8425 京都市左京区鹿ケ谷西寺ノ前町 34 番地
振替　01030-1-15605
電話　075-751-1111（代）
https://www.kinpodo-pub.co.jp/
デザイン ……………… 梅山よし
組版 ……………………… 株式会社データボックス
装丁 ……………………… naji design
印刷・製本 …………… シナノ書籍印刷株式会社

落丁・乱丁本は直接小社へお送りください．お取替え致します．

Printed in Japan
ISBN978-4-7653-1998-0